Wessen Hände sind dies?

Gene Egidio

Wessen Hände sind dies?

Die Lebensgeschichte des weltberühmten Heilers

Aus dem Englischen von
Christiane Hasselmann

Scherz

Die Originalausgabe erschien unter dem Titel
«Whose Hands Are These?» bei Warner Books, Inc., New York.

Erste Auflage 1997

Für meine Kinder Diane, Annie, Victoria und John,
meine Schwestern Antonette und Anna Marie,
meinen Bruder Dominic und für Elaine.
Auch für alle meine Freunde,
die dieses Buch ermöglichten.

Dank

Ich möchte folgenden Menschen meinen Dank aussprechen: Genevieve Crane für ihren unermüdlichen Einsatz bei der Arbeit an diesem Buch; Rani Stoler für ihr Wissen und ihre Klugheit, die mich bei der Entstehung dieses Buches leiteten. Ich möchte mich auch bei Yabo und Yolande und bei Elsie bedanken sowie bei allen, die zum Erfolg dieses Buches beigetragen haben, und auch bei jenen, die geholfen haben, aber ungenannt bleiben wollen.

Inhalt

Vorwort

Gene Egidios Buch ist sehr menschlich und inspirierend; ein Lesevergnügen und gleichzeitig ein Leitfaden für Ihre persönliche Entwicklung. Nach und nach werden Sie feststellen, wie Ihr Vertrauen in Ihre eigene Fähigkeit zur Selbstheilung keimt und wächst. Dieses Buch ist in der Quintessenz nicht nur die Geschichte eines Mannes mit der außergewöhnlichen Fähigkeit, andere zu heilen, es beschreibt auch die allen Menschen innewohnende Kraft, sich in das göttliche Bewußtsein in ihnen selbst einzustimmen. In seinem nachdrücklichen Beharren auf der Allgemeingültigkeit dieser Heilkraft zeigt sich Gene als wahrhaft spiritueller Heiler.

Wir leben in einem Zeitalter, in dem Energie zunehmend als die dem materiellen Universum zugrunde liegende Wirklichkeit angesehen wird. Die Physik hat nachgewiesen, daß Energie und Materie eins sind. Je deutlicher die Menschheit zu dieser Erkenntnis gelangt, desto mehr Menschen werden verstehen lernen, daß die wahre Heilung viel mehr in der Stärkung der energetischen Heilkräfte des Körpers als in der Abwehr von Krankheit zu suchen ist. Denn schließlich ist der menschliche Körper nicht das, was er zu sein scheint. Ist er auf den ersten Blick ein Konglomerat von Knochen, Organen und Gewebe, so besteht er auf einer tieferen Realitätsebene aus Energie, zahllosen Strömen von Energie, die ein harmonisches Ganzes bilden, wenn der Körper gesund ist. Wenn wir krank sind, liegt das vor allem daran, daß unser Energievorrat zur Neige geht oder die Energieströme nicht mehr miteinander harmonieren.

Gene zeigt uns, daß diese Energie gestärkt und in Einklang gebracht werden kann – sowohl innerhalb des Körpers als auch in der Interaktion mit der Umwelt. Gene hilft den Menschen, diese Fähigkeit zu erwerben. Mehr als hundert meiner Gäste in der Crystal Hermitage konnten sich selbst davon überzeugen. Gene versteht es wie kein anderer, seinen Mitmenschen Hilfe zur Selbsthilfe anzubieten und sie an ein Leben in Glauben und Liebe heranzuführen.

J. Donald Walters
Autor von
Der Weg zu höherer Inspiration
und *Geheimnisse des Lebens*

Einführung

Seit mehr als einem Jahrzehnt helfe ich anderen Menschen mit meiner heilenden Energie, und während dieser Zeit haben mir viele Menschen viele Fragen gestellt. Doch eine Frage taucht unweigerlich in jedem Gespräch auf: «Was war der Anstoß für Sie, Ihre heilenden Hände einzusetzen?»

Der Weg, der mich zum Heilen führte, war außergewöhnlich, mit vielen unerwarteten Wendungen und Ereignissen. Auf den folgenden Seiten möchte ich mit Ihnen noch einmal die Ereignisse durchleben, die mein Leben geprägt und mich ganz unerwartet auf eine große Reise geschickt haben.

Ich hatte mir nicht gewünscht, diese Reise anzutreten. Tatsächlich versuchte ich sie sogar mehr als ein halbes Jahrhundert lang zu vermeiden, aber schließlich konnte ich meine Gabe zu heilen nicht länger unterdrücken. Mein angenehmes Leben als typischer Vertreter der Mittelklasse, Familienoberhaupt und Hausbesitzer, das ich mir aufgebaut hatte, geriet völlig aus den Fugen, und ich mußte einsehen, daß es so nicht weiterging. Es war Zeit für mich, den ausgetretenen Pfad zu verlassen. Zunächst ließ ich mich nur halbherzig auf diese neue Lebensweise ein und betrieb das Heilen nur als eine Art Hobby, aber mit der Zeit wuchsen mein Wissen über diese Gabe und meine Achtung vor ihr. Ich stellte fest, daß ich anderen Menschen heilende Energie übertragen konnte. Diese Energie versetzt Körper und Geist in einen Zustand der Bewußtseinserweiterung, eine Art Trance, in der ihre Lebenskraft aufs neue entfacht. Wer den Willen hat, gesund zu werden, kann den

Heilungsprozeß danach aus eigener Kraft fortführen. Dieser Prozeß ähnelt der Starthilfe für ein Auto, dessen Batterie nicht mehr genügend Energie hat, den Motor zu zünden. Man braucht nur zum Anlassen des Autos eine Energieübertragung von außen, doch nach dem Start genügen die eigenen Reserven, um das anvisierte Ziel zu erreichen. So erkannte ich allmählich, wie ich meine Heilfähigkeiten einsetzen konnte, um den Menschen zu helfen, und jetzt widme ich mich nur noch dieser Aufgabe. Das Heilen ist zu meiner Lebensaufgabe geworden.

Ich lebe mehr und mehr in der unmittelbaren Gegenwart, und deshalb habe ich Schwierigkeiten, mich an länger zurückliegende Ereignisse zu erinnern. Von Zeit zu Zeit allerdings blitzen Erinnerungen aus meiner Kindheit und Jugend und auch aus meinem Leben als junger Erwachsener in meinem Gedächtnis auf. Ich glaube, daß diese Erinnerungen auftauchen, damit ich all jenen, die sich für meine Geschichte interessieren, von den Erfahrungen erzählen kann, die mein Leben geprägt haben.

Wir alle müssen verschiedene Wege gehen; und manche Menschen verbringen ihr ganzes Leben mit der Suche nach dem für sie richtigen Weg. Ich glaube, ich gehöre zu den Glücklichen, die wissen, welchen Weg sie einschlagen müssen, und ich konzentriere mich jetzt ganz und gar darauf, diese Aufgabe zu erfüllen und so viele Menschen wie möglich zu erreichen. Es ist mein Lebensziel, diese Mission zu erfüllen, auch wenn sich mir von Zeit zu Zeit Hindernisse in den Weg stellen. Ich sitze in diesem Vehikel, das man den menschlichen Körper nennt, und manchmal will dieser Körper nicht mit mir zusammenarbeiten. Aber ich habe ein Ziel, und deshalb versuche ich dieses Vehikel dahin zu bringen, daß es mich unterstützt, damit ich meine Arbeit fortsetzen kann. Ich glaube, daß ich die Pflicht habe, die heilende Energie und das Licht all denen zu senden, die es erfahren möchten.

Viele Menschen glauben, daß Heilen eine faszinierende

Beschäftigung sei, und es gibt dabei auch sicherlich erhebende und überraschende Momente; doch wie bei jeder anderen Arbeit entstehen auch beim Heilen bestimmte Probleme. Manchmal ist die Energie, mit der ich arbeite, so stark, daß sie meine Hände verbrennt und Blasen zurückbleiben. Die starke Hitze bereitet mir am ganzen Körper ein unangenehmes Gefühl, etwa wie in einem überheizten Raum ohne Thermostat, der sich zurückdrehen ließe. Manchmal ist die Energie so stark, daß ich sie drosseln muß, weil ich Angst vor einer Wirkung habe, die einem Kurzschluß ähnelt. Diese Gabe ist kein Spielzeug; man braucht große Hingabe, Ehrfurcht, Einsicht und Verantwortung, um sie richtig zu nutzen.

Als ich begann, mich als Heiler zu betätigen, gab ich einen Großteil meines Privatlebens auf. Tag und Nacht erreichen mich telepathische Botschaften aus aller Welt, so daß meine Arbeit zum Rund-um-die-Uhr-Job wird. Wie eine Tankstelle, die 24 Stunden geöffnet hat, bin ich immer verfügbar, doch das bereitet mir kaum Probleme. Die heilende Kraft ist jederzeit da, und ich komme glücklicherweise mit sehr wenig Schlaf aus. Ich möchte auf diesem Weg weitergehen und in der Zeit, die mir vergönnt ist, so viele Menschen wie möglich erreichen. Ich bin auf der Welt, um der ganzen Menschheit zu dienen, um Leid zu lindern und Schmerz zu heilen.

Heute lebe ich in Südkalifornien. Wenn ich nicht auf Reisen bin, arbeite und lehre ich in den beiden Zentren, die ich aufgebaut habe, eines in Encinitas nahe von San Diego und das andere in Santa Monica unweit von Los Angeles. Auch halte ich Seminare ab für Menschen, die eine Antwort auf die uralte Frage «Warum sind wir hier?» suchen und an ihrer persönlichen Entwicklung arbeiten wollen. Ich bin zutiefst davon überzeugt, daß wir mit allem, was in unserer Macht steht, uns selbst und unserem Planeten helfen sollen, sich weiterzuentwickeln. An einem Tag in der Woche widme ich mich zudem denjenigen Menschen, die meine Zentren nicht aufsuchen können und die ich mit Hilfe von Telefongesprächen oder Fotos zu heilen versuche. Wenn Sie mehr über mich und meine Arbeit wissen wollen, können Sie mir ein Fax oder einen frankierten Rückumschlag schicken.*

Gene Egidio

Friede und all meine Liebe für Sie.

* Adresse: Gene Egidio, Breakthru Institute of Awareness,
575 Second Street, Encinitas, California 92024, USA
Tel.: (619) 436 - 0220, Fax: (619) 436-1391
www.egidio.org
e-mail: Gene Egidio@worldnet.att.net

TEIL I

In Leningrad

Es war eine warme Sommernacht im Juli 1989, kurz vor Mitternacht. Ich beschleunigte meine Schritte, denn ich mußte den Zug nach Leningrad erreichen. Ich, Gene Egidio, ein durchschnittlicher Mittelklasse-Amerikaner, war zum ersten Mal in der Sowjetunion und im Begriff, mit dem Zug von Moskau nach Leningrad zu fahren. Beim Betreten des Bahnhofs fühlte ich mich sofort in die dreißiger Jahre zurückversetzt. Das Gebäude war nur schwach beleuchtet, die Einrichtung trostlos und heruntergekommen. Die Waggons sahen uralt aus, und die sanitären Anlagen entsprachen eindeutig nicht dem üblichen westlichen Standard. Ich drehte mich um und blickte in den Warteraum zurück. Plötzlich wurde mir bewußt, daß eine sehr bedrohliche Atmosphäre herrschte, überall standen Soldaten mit Maschinenpistolen. Ich hatte den Eindruck, daß sie mich beobachteten und mir zu verstehen gaben: «Eine falsche Bewegung, Kumpel, und du bist dran. Wir warten nur darauf, dich hochgehen zu lassen.»

Meine Kindheit war von der Ära des Kalten Kriegs geprägt. Man hatte mir immer wieder erklärt, daß die Sowjetunion der Feind sei und wir Amerikaner die «Guten». Jetzt war ich kein Kind mehr, das hier war Wirklichkeit, und ich dachte gerade: Gene, wie bist du nur hierhergeraten?, als meine russische Dolmetscherin, Maria Norovskij, ihre Tasche neben meine auf den Bahnsteig stellte.

Sie war eine hochgewachsene, schlanke Frau, Ende Dreißig, mit langem, braunem Haar, das sie in einem Knoten trug. Sie war konservativ gekleidet, dunkle Farben, kein Schmuck und nur eine Spur Make-up. Maria hätte leicht für eine altjüngferliche Lehrerin oder eine Nonne gelten können, und wie sich herausstellte, hatte sie an einer Schule unterrichtet, bevor sie Dolmetscherin wurde.

«Wir sollten jetzt unseren Waggon suchen», sagte sie in ihrem knappen, offiziellen Englisch. «In 20 Minuten geht's los.»

Zusammen mit meiner Reisebegleiterin Inga folgte ich Maria den Bahnsteig entlang, bis sie vor einem Wagen stehenblieb, der mit einer riesigen 13 beschriftet war, was sofort abergläubische Gedanken und düstere Vorahnungen in mir auslöste. Dann sah ich Marias lächelndes Gesicht. «Ist es nicht wunderbar», sagte sie, «dreizehn ist in Rußland eine Glückszahl.» Ich erwiderte ihr Lächeln. Und da legte sich ein tiefer Friede über mich. Im Abteil ließ ich mich zu unserer achtstündigen Reise nieder und wußte tief in meinem Herzen, daß alles gutgehen würde.

Kurz bevor der Zug losfuhr, klopfte es an der Tür unseres Schlafwagenabteils. Ich öffnete, und ein großer, kräftig gebauter Russe, Ende Vierzig, stand vor mir. Er überschüttete mich mit einem russischen Redeschwall, seine dunklen Augen blitzten, und dabei zeigte er auf das obere Bett und wedelte die ganze Zeit mit seiner Fahrkarte. Da ich kein Russisch sprach, wandte ich mich hilfesuchend an Maria. Sie erklärte mir resigniert und mit einem Achselzucken: «Hier in der Sowjetunion teilen wir eben alles miteinander.»

Ich nickte verständnisvoll und machte dem Mann ein Zeichen, das obere Bett zu nehmen. Als er an mir vorbeiging, spürte ich großen Schmerz. Von außen sah man nichts, aber ich wußte sofort, daß er Schwierigkeiten in der linken Gesichtshälfte hatte.

Er stellte sich als Gregor Kinoschki vor und erklärte, daß er während der Atomexplosion in Tschernobyl verstrahlt worden war. Dann öffnete er den Mund und zeigte uns ein großes Loch in seinem Zahnfleisch. Über Maria teilte ich unserem neuen

Abteilgefährten mit, daß ich Heiler sei und intuitiv den großen Schmerz spüre, an dem er leide. Darauf folgte ein kurzes Gespräch zwischen den beiden. «Er fragt, ob Sie ihm helfen können», übermittelte Maria. Ich versicherte, das würde ich tun.

Inzwischen hatte der Zug den Bahnhof verlassen, und wir schwankten heftig. Ich stand im Spagat auf den beiden unteren Betten und hielt mich mit einer Hand oben fest, während ich die andere auf sein Gesicht legte, dorthin, wo ich seinen Schmerz spürte. Etwa zwei bis drei Minuten ließ ich die Hand auf seinem Unterkiefer liegen, bis ich fühlte, daß sein Energiefeld sich ausdehnte. Dann hielt ich meine Hand etwa fünf Zentimeter von seinem Gesicht entfernt und zog sie langsam weiter zurück, während ich spürte und sah, wie sein Energiefeld von seinem Körper ausstrahlte. Inga und Maria beobachteten uns amüsiert, und mir wurde plötzlich bewußt, daß ich wahrscheinlich wie ein Jongleur bei einem schwierigen Balanceakt aussah.

Als sich sein Energiefeld auf 25 bis 35 Zentimeter um ihn herum ausgedehnt hatte, nahm ich meine Hand weg. Kurze Zeit später fielen ihm die Augen zu, und er nickte ein. Ich legte mich kurz auf mein Bett, war jedoch zu energetisiert, um zu schlafen, und verbrachte einen großen Teil der Nacht auf dem Gang vor dem Abteil, wo ich mich mit Maria unterhielt. Ich war froh, daß sie auch ein Nachtmensch war. Sie sprach ein gutes, fast akzentfreies Englisch und hatte einen reichen Wortschatz, so daß wir uns problemlos unterhalten konnten. Natürlich hatte sie viele Fragen, und sie war an mir nicht nur interessiert, weil ich Amerikaner war, sondern wollte auch wissen, wie ich heilte.

«Wie sind Sie darauf gekommen, daß Sie heilen können?» fragte sie.

«Ich hatte das Glück, mit dieser Gabe geboren zu werden», antwortete ich. «Dennoch habe ich fünfzig Jahre gebraucht, um sie zu akzeptieren und zu erkennen, was ich mit ihr anfangen kann.»

«Besaßen Ihre Eltern auch diese Gabe?»

«Meine Mutter besaß sie», sagte ich, «aber sie benutzte sie nicht, weil mein Vater etwas dagegen hatte.»

«Wissen Sie, die Russen betrachten einen Menschen mit einer solchen Gabe als etwas ganz Besonderes.»

«Sie gehört mir nicht», erklärte ich, «aber es ist meine Aufgabe, sie an andere weiterzugeben. Deshalb bin ich hier. Irgend etwas zwang mich dazu, in die Sowjetunion zu kommen und die russischen Menschen an meiner Gabe teilhaben zu lassen.»

«Ich freue mich sehr, daß Sie uns helfen wollen», sagte sie, «vor allem, weil unsere Länder fast nie bei einem Thema einer Meinung sind.»

Ich nickte zustimmend. Ich wollte ihr von meiner Vision und Mission auf dem Piskarjowskoje-Friedhof erzählen, doch dann verschob ich es auf unsere Ankunft. Nachdem wir so über die Hälfte der Nacht miteinander verplaudert hatten, beschlossen wir, uns noch einmal hinzulegen, bevor wir Leningrad erreichten. Ich war gerade in einen leichten Halbschlaf gefallen, als ich plötzlich ein Weinen hörte. Ich öffnete die Augen und sah Gregor mit tränenüberströmtem Gesicht auf seinem Bett sitzen. Beunruhigt blickte ich zu Maria hinüber, und auch sie weinte.

«Was ist los?» fragte ich. «Ist irgend etwas nicht in Ordnung?»

Sie schüttelte den Kopf und sagte unter Tränen: «Es ist alles in Ordnung. Ich habe mich gerade mit unserem Freund unterhalten und bin tief berührt.»

«Was hat er gesagt?» fragte ich.

«Er sagte, er habe seit dem Unglück in Tschernobyl ständig unter großen Schmerzen gelitten, und jetzt tut ihm nichts mehr weh. Als er versuchte, seine Zunge in das Loch im Zahnfleisch zu stecken, merkte er, daß das Loch nicht mehr da war. Er sagte, es fühle sich an, als habe es jemand zugenäht. Das allein ist schon ein Wunder», fuhr sie fort, «aber er sagte auch, er sei mehr als vierzig Jahre lang Kommunist gewesen, und heute sei ihm zum ersten Mal bewußt geworden, daß es einen Gott gibt.»

Allein daß dieser Mann gegenüber einem völlig Fremden erklärte, er glaube an Gott, entschädigte mich für alle Aufregungen und Anstrengungen dieser Reise. Wir vier lächelten glücklich und nickten einander zufrieden zu, bevor wir uns noch einmal hinlegten.

Wir erwachten vom Ruf des Schaffners: «Leningrad, in dreißig Minuten erreichen wir Leningrad.» Ich löste mich langsam aus meinem Schlummer und sah nachdenklich nach draußen, während wir uns der Stadt näherten, in der ich, wie ich wußte, eine Mission zu erfüllen hatte.

Bevor wir ausstiegen, griff Gregor in seine Tasche, zog drei Äpfel hervor und erklärte Maria: «Diese Äpfel sind von meinem eigenen Baum, und ich möchte sie Ihnen und Ihren Freunden geben als Zeichen meines Dankes.»

Obst, so erfuhr ich, war in der UdSSR nur sehr schwierig zu bekommen, und er hatte mit uns geteilt, was er besaß. Die Geste bedeutete mir viel, und ich fühlte mich sehr geehrt durch dieses Geschenk. Als unsere Blicke sich trafen, spürte ich, daß ich jemanden berührt hatte. Ich empfand eine tiefe Befriedigung und sagte lächelnd: «Danke.»

Als wir ausstiegen, wurden wir von einer Gruppe von Menschen willkommen geheißen. Unter ihnen war auch ein Foto-Reporter von der Nachrichtenagentur TASS.

Nachrichten verbreiten sich offensichtlich sehr schnell in diesem Land, denn er wußte schon von der Heilung im Zug und wollte eine Story. Während ich mich noch über diese lichtschnelle Nachrichtenübermittlung wunderte, lief Gregor zu dem Reporter. Lächelnd und aufgeregt erzählte er ihm von dem Wunder, das der Amerikaner an ihm vollbracht hatte. Später, nachdem meine Dolmetscherin mich dem Reporter vorgestellt hatte, stieß ein russisches Ehepaar, Dimitrij und Katrina Sakalow, zu uns. Sie waren Verwandte eines meiner Klienten in Kalifornien und organisierten meinen Aufenthalt in Leningrad. Wir begrüßten uns, und nach ein paar Minuten des allgemeinen Gesprächs holte ich tief Luft, lächelte und sagte: «Ich muß zum Piskarjowskoje-Friedhof.»

«Warum möchten Sie gerade dorthin?» wollten meine erstaunten Gastgeber wissen. «Woher wissen Sie überhaupt davon?»

«Irgend etwas drängt mich, diesen Ort aufzusuchen», antwortete ich. Ich wollte ihnen in diesem Augenblick nicht erklären, weshalb ich um die halbe Welt geflogen war, um diesen Friedhof zu besuchen.

«Das Wetter ist so schlecht, daß es vielleicht besser wäre, direkt nach Hause zu gehen», sagte Maria, und an ihrer Stimme merkte ich, daß sie mich von diesem Ausflug abbringen wollte.

«Ist ein schweres Gewitter im Anzug?» fragte ich mit einem Blick auf den dunklen Himmel.

«Wahrscheinlich nicht.»

«Gut, dann möchte ich wirklich gern noch heute vormittag dorthin.»

Maria erklärte Katrina und Dimitrij unser Vorhaben. Sie boten sich an, uns zum Friedhof zu fahren, und wir luden den Reporter ein, uns zu begleiten. Er nahm die Einladung an, und dann ging es los.

Weiße Nächte

Wir erreichten die Außenbezirke der Stadt am frühen Vormittag. Der Piskarjowskoje-Friedhof lag mitten in einem Wohngebiet.

Auf dem Friedhof angekommen stiegen wir sieben Steinstufen hinauf, die uns auf eine Plattform mit einem prunkvollen Gebäude auf jeder Seite führten. Etwa 20 Meter vor uns sahen wir eine ewige Flamme brennen, wie auf dem Grab von John F. Kennedy. Diese Umgebung ließ sofort die vielen Bilder wieder in mir aufsteigen, die ich von Torwächtern zu einer anderen Welt gesehen hatte. Ich sah mich um und nahm kleine Menschengruppen wahr, die mit gesenkten Köpfen dastanden, als sprächen sie mit den Menschen, die hier begraben lagen.

Wir gingen auf einer anderen Treppe wieder hinunter und erreichten einen langen Fußweg. Es herrschte eine feierliche Atmosphäre, und die Schönheit der Anlage war atemberaubend. Der Rasen war nicht nur sorgfältig gemäht, ich spürte auch, daß er mit liebevollen Händen gepflegt worden war, und die prächtigen Rosenbeete waren einmalig.

«Ich glaube, ich habe noch nie einen so schönen Friedhof gesehen», flüsterte ich.

Ich sah ein junges Paar, das Blumen bei einem Grabstein niederlegte. Die Frau trug ein langes weißes Kleid, der Mann einen vornehmen dunklen Anzug. «Warum tragen die Leute dort diese Festkleidung?» erkundigte ich mich.

«Oh, das ist ein Brautpaar, das gerade geheiratet hat», lautete die Antwort.

«Und warum kommt ein Brautpaar auf einen Friedhof?»

«Das ist ein Brauch», erklärte Maria. «Wenn ein Paar in Leningrad heiratet, gehen die beiden zuerst auf den Friedhof, um denjenigen ihren Respekt zu bezeugen, die die Stadt während des Zweiten Weltkriegs verteidigt haben. Sie lassen ihren Brautstrauß hier und danken so den Verstorbenen für ihren Widerstand gegen die Invasion der Nazis. Etwa eine Million Menschen verhungerten in dieser Zeit, und diejenigen, die das Glück hatten, zu überleben, mußten den Kleister hinter ihren Tapeten von den Wänden kratzen, um davon Suppe zu kochen.»

Tief bewegt und mit schimmernden Augen fuhr sie fort: «Niemand hier vergißt, was die Einwohner von Leningrad während des Zweiten Weltkriegs durchgemacht haben. Sie waren durch die Belagerung nicht nur vom Rest der Welt abgeschnitten, sondern auch vom Rest der Sowjetunion. Die Stadt wurde durch Bomben und Beschuß fast dem Erdboden gleichgemacht.»

«Das waren schwere Zeiten für alle Menschen auf diesem Planeten», sagte ich, «aber offensichtlich haben diese Menschen hier ganz besonders gelitten.»

Sie nickte ernst.

Als ich den Fußweg betrat, spürte ich die unglaubliche Traurigkeit, die hier noch immer in der Luft lag, so stark, daß meine Füße schwerer wurden, je weiter ich in den Friedhof hineinging. Links und rechts von mir sah ich Grabsteine, die nur die Jahreszahlen 1941–1944 trugen. Später erfuhr ich, daß in diesen Massengräbern viele Zivilisten und Soldaten begraben liegen, die während der 900 Tage dauernden Belagerung von Leningrad starben. Ein Viertel aller Einwohner waren in dieser Zeit umgekommen, die meisten durch Hunger und Krankheiten, und eine halbe Million Menschen war in diesen Massengräbern beerdigt worden.

Plötzlich sah ich vor mir eine große steinerne Statue mit den sanften Gesichtszügen einer Frau. Sie war etwa acht bis zehn Meter hoch und streckte ihre Hände mit einer Girlande aus Eichenlaub in einer Geste des Willkommens und des Mitleids aus: «Die Bronzestatue der Mutter Heimat», Symbol für ewigen Ruhm. Die Eichenblätter, die sich von einer Hand zur anderen wanden, gaben mir das Gefühl, sie seien die Verbindung ihres Herzens mit dem Herzen des ganzen Volkes der Sowjetunion. Ich ging schnell auf die Statue zu, die Gruppe war etwa 25 Schritte hinter mir.

Ich stieg die Stufen vor der Statue hinauf und hinter ihr zur anderen Seite hinunter. Dort waren die Worte einer Leningrader Dichterin, Olga Bergholz, in Stein gemeißelt:

Hier liegen die Menschen von Leningrad.
Hier sind deine Bürger – Männer, Frauen und Kinder...
Sie gaben ihr Leben hin,
Um dich zu verteidigen, Leningrad,
Wiege der Revolution.
Wir können hier nicht all ihre edlen Namen aufzählen,
So viele liegen unter dem ewigen Stein,
Doch wisse, wenn du diese Steine siehst:
Keiner ist vergessen, und nichts ist vergessen.

Ich war allein, und es war für mich nun an der Zeit, das zu tun, wofür ich um die halbe Erde hierher gereist war.

Ich war wegen einer Vision hier, die mich eines Abends übermannt hatte. Ein amerikanischer Geschäftsmann, der lange Zeit in der Sowjetunion gelebt hatte, war in mein kalifornisches Healing Center gekommen.

Nachdem ich mit ihm gearbeitet hatte, stand er auf und sagte: «Ich fühle mich jetzt so entspannt. Sie sollten die Sowjetunion bereisen. Man braucht Sie dort.»

«Nein, ich bin überhaupt nicht daran interessiert, nach Rußland zu fahren», antwortete ich bestimmt, «wie sollte ich auch, wo dort doch die Kommunisten an der Macht sind?»

In der Nacht aber empfing ich eine eindrückliche Vision großen Schmerzes und Leidens, und ich wußte, daß meine Gabe in Rußland gebraucht wurde, insbesondere, um an der

Freisetzung einer dunklen Energie mitzuwirken. Vor meinem inneren Auge zogen eine Unzahl gepeinigter Seelen vorüber, die an die Erde gefesselt waren, gefangen zwischen Zeit und Raum.

Knapp drei Monate später war ich hier auf einem Friedhof in Leningrad, um diese Seelen zu befreien. Als ich wieder hinter der Statue hervortrat, kam Inga mir entgegen. Ich ging auf sie zu und legte ihr haltsuchend einen Arm um die Schulter. Das Leiden der hier Begrabenen überwältigte mich, ich fühlte mich schwach und begann zu weinen. Gleichzeitig empfand ich tiefe Gefühle von Traurigkeit, Wut, Verzweiflung, Hunger, Hoffnungslosigkeit und die quälende Pein, die diese armen Menschen vor ihrem Tod empfunden hatten. Tatsächlich konnte ich die unglaublichen Leiden dieser Menschen sehen.

Meine Vision sagte mir, daß die Seelen dieser Menschen, die auf so schreckliche Weise gestorben waren, nicht wußten, daß sie keine Körper mehr hatten, und deshalb an diesen Ort gebunden waren, wo sie ihren Tod immer wieder von neuem durchlebten. Sie waren zwischen Zeit und Raum gefangen, weil ihr Übergang vom Leben in den Tod so traumatisch gewesen war.

Ich sollte an dieser Stelle erklären, daß die Seelen Spiegel unseres Lebens auf Erden sind. Sie sind reine Energie, und solange sie glauben, daß sie in einem lebendigen Körper sind, bleiben sie an die Erde gebunden. Meine Gabe aber erlaubt mir, erdgebundene Seelen zu befreien. Für diese hier war es an der Zeit weiterzuziehen, und ich war hierher gekommen, um ihnen dabei zu helfen.

Nachdem ich meine Fassung wiedererlangt hatte, sagte ich: «Gut, Inga, es ist geschafft. Es ist vorbei.» Und während ich dies sagte, spürte ich die Erleichterung in meinem eigenen Körper. Es fühlte sich an, als sei ein Gewicht von vierzig oder fünfzig Pfund von meinen Schultern genommen worden. Die extreme Traurigkeit, die ich gespürt hatte, verwandelte sich in Glück, und ich weinte noch immer, aber jetzt waren es Freudentränen.

Ich spürte eine Energie der Liebe, die sich jetzt frei in der

Nähe der Statue ausbreitete, und spürte auch, daß ringsum eine heitere, friedvolle Stimmung entstanden war. Auch der Himmel mußte diese Befreiung gespürt haben, denn plötzlich kam die Sonne hinter grauen Wolken hervor, und innerhalb von zehn oder fünfzehn Minuten klärte der Himmel sich, und es wurde ein strahlender, sonniger Mittag.

Ich blickte auf und sah die anderen Mitglieder der Gruppe auf mich zukommen. In ihren Gesichtern spiegelte sich ihre Beunruhigung über meinen Gefühlsausbruch wider. Ich streckte einen Arm aus, um ihnen anzudeuten, daß sie nicht näherkommen sollten, weil ich diese Erfahrung ganz für mich selbst durchmachen wollte, und sie respektierten meinen Wunsch und wandten sich der anderen Seite der Statue zu.

Nachdem ich mich eine Weile erholt hatte, spürte ich, wie ich zu einer gewissen Normalität zurückkehrte. Ich sah zu Inga hinüber, die ruhig dastand und mir ihren moralischen Beistand gab.

«In der rationalen Welt von heute brauchen wir alle eine Tatsachenüberprüfung», sagte ich zu Inga. «Der Beweis für das, was gerade geschehen ist, wird gleich in Form von Vögeln auftauchen. Viele Vögel werden in Dreier- oder Vierergruppen über die Statue hinwegfliegen.»

Inga sah mich befremdet an, als wollte sie sagen: «Hast du jetzt völlig den Verstand verloren?», doch dann lächelte sie und tätschelte meine Schulter.

Als ich nach oben in die weißen Wattewolken vor dem blaßblauen Himmel blickte, sah ich einen Vogel, dann zwei, dann drei, und innerhalb von 15 Minuten kreisten buchstäblich Tausende von Vögeln um die Statue.

«Da sind sie», sagte ich, «genau wie ich sie gesehen habe.»

Dies war einer der seltenen Fälle in meiner Arbeit als Heiler, daß ich nicht überrascht war. Ich wußte, daß die befreiten Seelen in der Gestalt von Vögeln erscheinen würden. Ich hatte sie vor meinem geistigen Auge gesehen, wie sie die Flügel ausbreiteten und den Friedhof verließen. Die physische Erscheinung dieser Seelen war aufsehenerregend. Sie wurden zu weißen Vögeln in allen Größen und Formen, die in zufälligen Gruppierungen zu dritt oder viert umherflatterten, und seltsamerweise kamen sie alle hinter dem Denkmal hervor, von dem Ort, den ich aufgesucht hatte, um die Seelen zu befreien. Sie flogen hinter der Statue auf, drehten dann um und flogen direkt über den Kopf der Statue hinweg, bevor sie den Friedhof verließen.

Alle waren verblüfft. Sie zeigten auf die Vögel und sprachen laut miteinander. Niemand konnte sagen, woher die Vögel kamen und wohin sie flogen, und natürlich konnte niemand erkennen, wer sie wirklich waren.

Der Fotograf von TASS wußte auch nicht, was er davon halten sollte, aber er roch eine gute Story, und so nahm er seine Kamera und begann die Vögel zu filmen. Was dort auf diesem Friedhof geschah, ist auf Film festgehalten, für alle nachprüfbar.

Immer wenn etwas geschieht, das die Menschen nicht verstehen, bekommen sie es mit der Angst zu tun, und dieses unverständliche Phänomen der vielen Vögel machte meinen Begleitern angst.

«Es gibt keinen Grund, sich zu ängstigen», sagte ich, als ich ihre Furcht spürte, «aber wir sollten den Friedhof jetzt verlassen.» Meine Freunde atmeten erleichtert auf und gingen schnell zum Wagen zurück.

Später erzählte man mir, daß die Vögel drei Tage lang über den Friedhof flogen und dann ebenso plötzlich verschwanden, wie sie aufgetaucht waren.

Wir verließen den Piskarjowskoje-Friedhof und setzten unseren Weg zum Haus unserer Gastgeber, den Sakalows, fort.

Nachdem wir uns erneut durch das Straßengewirr der Stadt geschlängelt hatten, hielt das Auto schließlich vor einem roten Backsteingebäude, das aussah, als habe es schon immer dort gestanden. Als wir die Eingangshalle betraten, entdeckte ich einen winzigen Aufzug. Ich betrachtete ihn zweifelnd, doch Dimitrij gab mir ein Zeichen, hineinzugehen.

«Fährt er wirklich nach oben?»

Maria lachte: «Keine Sorge, schon seit der Revolution hat er die Menschen hinauf und hinunter befördert.»

Mein Gastgeber winkte mich wieder hinein. Ich gehorchte, er schloß die Tür, und mit einem ächzenden, mühevollen Geräusch und einem plötzlichen Ruck setzte sich der Aufzug schwerfällig in Bewegung. Ich kam mir vor wie in einer Tonne, die jemand heftig ziehend und zerrend an einem Seil nach oben zieht. Langsam bewegten wir uns aufwärts, bis in den siebten Stock. Dimitrij öffnete die Tür, und wir betraten einen Flur, der dringend einen Topf Farbe gebraucht hätte. Eine große Holztür führte direkt in ein Wohnzimmer, das so aussah wie zu Beginn des Jahrhunderts. Es war vollgestopft mit Spitzendeckchen, Porzellanfiguren und anderen Nippes, und die Wände waren bedeckt mit Familienfotos, die zwei oder drei Generationen zurückreichten.

Dimitrij zeigte auf die Couch und bedeutete mir, daß ich mich hinsetzen und warten sollte, bis die anderen in die Wohnung hinaufkämen. Da ich kein Russisch und er kein Englisch sprach, nickte ich einfach und setzte mich hin.

Als alle angekommen waren, wurden wir ins Eßzimmer zu einem späten Mittagessen gebeten. Ein großer Tisch war sehr elegant mit einer wunderschön bestickten Leinendecke gedeckt, mit feinen Porzellantellern, hochstieligen Kristallgläsern und Silberbesteck.

Der Kontrast zwischen dem elegant gedeckten Tisch und dem Essen, das aufgetragen wurde, hätte nicht größer sein können. Alle Speisen hatten noch die Form der Dose, aus der sie stammten, wurden aber auf silbernen Tabletts serviert. Das «Spam» servierten Dimitrij und Katrina sogar einfach in der Dose auf dem eleganten silbernen Tablett, damit wir die Delikatesse erkannten. Die Ehrlichkeit und Menschlichkeit dieser gütigen Menschen rührten mich. Später erfuhr ich von Maria, daß unsere Gastgeber alle Familien in ihrem Wohnhaus gebeten hatten, Dosen zu stiften, damit sie genügend für uns zu essen hatten. Nahrungsmittel waren knapp für diese Menschen, sie hatten selbst kaum genug.

Nach dem Essen gingen wir zurück ins Wohnzimmer, unterhielten uns und tranken Tee. Kurz darauf klopfte es an der

Tür, mein Gastgeber öffnete, und herein kam eine Frau, die ihren kleinen Sohn auf dem Arm trug. Maria erklärte mir, daß das Kind nicht laufen könne.

«Wie alt ist er?» fragte ich, als ich den Jungen auf den Arm nahm.

«Zwei Jahre», lautete die Antwort.

«Gibt es hier ein Bett, auf das ich ihn für die Heilarbeit legen kann?» fragte ich.

Unsere Gastgeberin winkte mir, ihr zu folgen. Ich behandelte das Kind etwa 15 Minuten lang, dann schlief es ein, und ich ging zurück ins Wohnzimmer, um mich an der Unterhaltung zu beteiligen.

Etwa eine Stunde später hörten wir den Jungen weinen: Er hatte das Bett naßgemacht, in dem ich schlafen sollte. Nachdem die Mutter das Kind umgezogen hatte, bat ich sie, es vor sich auf den Boden zu stellen und ihre Arme auszustrecken, so daß es auf sie zugehen konnte. Der Junge begann auch tatsächlich normal und ganz allein auf sie zuzugehen. Die Mutter brach in Freudentränen aus, die anderen lachten und riefen durcheinander. Dimitrij stieß vor Freude einen lauten Schrei aus, und mich überkam ein Gefühl der Wärme. Ich sah, daß es keinen Unterschied in der Art gibt, wie die Menschen ihre Freude ausdrükken, egal ob sie Amerikaner oder Russen sind. Immer wieder während meiner Reise sagte ich den Leuten, die ich traf, daß es keinen Unterschied zwischen uns gibt, weil wir im Grunde alle die gleichen Probleme, Ängste, Konflikte und Freuden haben.

Dimitrij und Katrina hatten für den Abend ein paar Leute in ihre Wohnung eingeladen, die mich kennenlernen wollten. Ich dachte, es würden vielleicht 25 oder 30 Leute kommen, aber wieder funktionierte die russische Mundpropaganda so gut, daß sich eine beträchtlich größere Menge in den engen Räumen drängte. Ich beschloß, eine «Offene-Augen-Meditation» durchzuführen.

Schon früh hatte ich bei meiner Arbeit als Heiler herausgefunden, daß die Meditation mit offenen Augen eine effektive Methode ist, in relativ kurzer Zeit Energie auf größere Menschenmengen zu übertragen. Diese Meditation beginnt wie die meisten Meditationen damit, daß die Menschen sich aufrecht hinsetzen und ein paarmal tief ein- und langsam wieder ausatmen, bis sie sich entspannt fühlen. Wenn sie sich dabei unwohl fühlen, können sie auch die Augen schließen. Sobald ich spüre, daß alle entspannt sind, übermittle ich die heilende Energie durch meine Augen an jede Person im Raum. Dies geschieht durch Blickkontakt, egal, ob die Augen der Klienten offen oder geschlossen sind: Die Energie findet ihren Weg.

Während ich einer Person Energie übertrage, steigt das Energiepotential im ganzen Raum erheblich an. Es ist, als ob man die Lautstärke einer starken Stereoanlage aufdreht. Sobald der Klang verstärkt ist und die Menschen eine höhere Ebene erreichen, können sie die Energie sehen. Meistens sehen die Menschen eine Collage aus verschiedenen Farben oder Veränderungen in meinem Gesicht oder eine große, helle Aura um meinen Körper. Manche Menschen nehmen wahr, wie der ganze Raum plötzlich von einem strahlend weißen Licht durchflutet wird.

An dieser Stelle möchte ich erklären, warum man Energie manchmal sehen kann. Wenn man einen Eimer Wasser gegen einen Baum schüttet, geschieht etwas ganz Ähnliches. Das Wasser trifft auf das feste Objekt und spritzt weg. Man sieht also, wie die Flüssigkeit sich nach dem Aufprall weiträumig verteilt. Während «Energiespritzer» von einem Körper zum anderen vibrieren, erhöhen sie die Vibrationen von jedem einzelnen im Raum. Während die Menschen auf mich schauen, «sehen» sie gleichzeitig Situationen in ihrem Leben, in denen es noch etwas zu tun gibt, oder sie «sehen» vielleicht jemanden, mit dem sie sich noch beschäftigen müssen. Möglicherweise «sehen» sie einen Verstorbenen oder einfach Situationen, die noch Antwort erfordern. Diese Energie wirkt auf vielen Ebenen – körperlich, emotional, mental und spirituell. Jeder, der an einer «Offenen-Augen-Meditation» teilnimmt, bekommt, was er braucht. Die Meditation dieses Abends war ein Erfolg, doch während der ganzen Zeit spürte ich, daß Maria sich unwohl fühlte.

«Stimmt irgend etwas nicht?» fragte ich sie nach der Zusammenkunft. «War die Meditation Ihnen irgendwie unangenehm?»

«Nein, warum fragen Sie?» antwortete sie.

«Weil ich während der ganzen Zeit eine gewisse Spannung bei Ihnen spürte», erklärte ich.

Sie zögerte kurz, bevor sie antwortete. «Wahrscheinlich liegt es daran, daß wir gegen das Gesetz verstoßen, ich hatte Angst vor den Folgen, falls man Sie dabei ertappt.»

«Wieso verstoße ich gegen das Gesetz?» fragte ich völlig verblüfft.

«In der Sowjetunion ist es verboten, ohne staatliche Erlaubnis Versammlungen abzuhalten. Sie werden Sie einsperren, wenn sie dahinterkommen.»

Ich schüttelte ungläubig den Kopf.

«Sie können sicher sein, daß die Polizei aktiv wird, wenn irgend jemand von diesem Treffen berichtet. Sie können große Schwierigkeiten bekommen, auch wenn Sie Amerikaner sind.»

Ich war nie auf den Gedanken gekommen, daß eine solche Meditation Schwierigkeiten nach sich ziehen könnte. Ich wußte nur, daß sie auf einer höheren Ebene völlig akzeptiert war. Ich tat, was getan werden mußte. Meiner Meinung nach war die Meditation ein Erfolg.

«Was passiert ist, ist passiert», sagte ich.

Während des Treffens war eine Frau aufgestanden und hatte erklärt, sie wolle uns erzählen, was sie in der Meditation vor ihrem geistigen Auge gesehen hatte. «Ich sah einen Friedhof», sagte sie, «und dann sah ich viele wunderschöne Vögel, die über ihm kreisten.»

«Waren Sie heute in Piskarjowskoje?» fragte ich sie.

«Nein.»

«Ich war heute auf dem Piskarjowskoje-Friedhof», sagte ich und erzählte ihr von den außergewöhnlichen Ereignissen des Tages. Noch ehe die Geschichte zu Ende war, weinten alle Zuhörer.

Als ich von Los Angeles aus in die Sowjetunion aufbrach, reichte mein Geld nur bis Deutschland. Meine Freundin Inga ist eine in Deutschland geborene Krankenschwester, und sie kannte viele Menschen in Deutschland, die sich für das Heilen interessierten. Sie versicherte mir, daß sie dort das nötige Geld sammeln würde, damit wir in die Sowjetunion weiterreisen konnten. Mit einigen Heilungen bei unserem ersten Zwischenstopp in Europa nahm ich tatsächlich genug Geld ein, um weiter nach Moskau fahren zu können. Ingas Freunde Horst Gunta, ein Reiki-Meister, und seine Frau Gilda akzeptierten mich und meine Arbeit sofort und ohne weitere Fragen. Sie schafften es auch, mir Flugtickets für die Sowjetunion zu besorgen, so daß ich nicht warten mußte. Glücklicherweise kannten sie einen Reisebürobesitzer, der sich kundig um bürokratische Probleme kümmerte.

Während meines Aufenthalts in Deutschland wurde mir klar, wie viele Deutsche vor Leningrad gefallen waren und daß mich die deutschen Freunde auch deshalb in meinen Anstrengungen, dorthin zu kommen, so hilfreich unterstützten. Durch das Auflösen der dichten Vibrationen, die sowohl die russischen wie auch die deutschen Seelen auf der Erde festhielten, löste sich auch die Notwendigkeit weiteren Leidens auf, und die Energie konnte wieder frei fließen.

Diese negative Freisetzung kann durchaus der Katalysator für einige historische Vorgänge gewesen sein, die sich ein paar Monate später ereigneten, etwa der Fall der Mauer in Berlin und die Wiedervereinigung von Familien und Freunden beidseits der Grenze.

Nach einem angenehmen Abend bei Dimitrij und Katrina in Gesellschaft vieler fröhlicher Menschen zog ich mich in mein Schlafzimmer zurück. Das riesige Bett inmitten des Zimmers war bedeckt mit einer weißen Spitzendecke und dazu passenden Kissen. Katrina hatte das Bett noch einmal frisch bezogen, nachdem der kleine Nicolas es naßgemacht hatte. Ich war erschöpft, und das Bett sah sehr einladend aus, aber ich konnte einfach nicht schlafen nach den aufregenden Ereignissen des Tages, ganz zu schweigen von den vielfältigen neuen Eindrücken dieser ganz anderen Kultur.

Ich trat ans Fenster und blickte in die hellen Lichtmuster der *aurora borealis*. Es war eine Nacht im Spätsommer, eine der «Weißen Nächte», wie die Russen dieses Phänomen nennen. Der Himmel war so hell wie am Mittag. Mir fiel plötzlich gleißendes Licht aus einer anderen Zeit, in einem anderen Raum ein. Ich erinnerte mich an Panik und hektische Aktivität um mich herum. «Wo ist der Arzt, der ihn untersucht hat?» hörte ich wieder jemanden fragen.

Eine andere Stimme sagte: «Wir können nicht länger warten. Wir müssen sofort anfangen. Ist der Chirurg bereit?» Dann beugte sich jemand über mich und sagte: «Du wirst jetzt eine Weile schlafen.» Eine Maske wurde mir über Mund und Nase gestülpt, und innerhalb von Sekunden begann sich der ganze Raum zu drehen. Meine Sicht wurde verschwommen, die Stimmen um mich herum verstummten allmählich, und ich fiel ins Nichts. Nach ein paar Minuten begann ich zur Decke zu schweben. Ich war gestorben.

Kindheitserinnerungen

Dort in Leningrad am Fenster meines Schlafzimmers erinnerte ich mich deutlich an die Umstände, die zu meinem Tod geführt hatten. Ich war zwölf Jahre alt und lebte in Yonkers, New York. Meine Eltern waren katholische Einwanderer aus Italien und erzogen mich sehr streng. Ich erinnerte mich an meine Freude, als mein Vater mir von einer Entscheidung berichtete, die er und meine Mutter getroffen hatten.

«Wir haben beschlossen, daß du alt genug bist, um dieses Jahr am Sommerlager teilzunehmen, wenn du das möchtest», erklärte mir mein Vater eines Tages beim Abendessen.

«Und ob ich das möchte!» rief ich aus. «Ich möchte das schon seit drei Jahren.»

«Gut, dieses Jahr erlauben wir es dir.»

«Toll!» Schon die Vorstellung, allein irgendwohin zu fahren, war für mich aufregend. Endlich würde ich etwas «Erwachsenes» machen.

Schließlich kam der Tag, an dem ich zum Sommerlager aufbrach. Eigentlich war es eine sehr kurze Reise, von Yonkers, New York, nach Hackensack, New Jersey, aber für mich war es ein einschneidendes Ereignis. Meine Eltern brachten mich zum Bus und sagten dem Fahrer, wo er mich absetzen sollte. Sie winkten kurz zum Abschied, und schon fuhr ich über die George-Washington-Brücke. Durch die ganze Hektik und Aufregung war ich ziemlich erschöpft, aber ich wollte nicht einschlafen: Ich wollte alles sehen. Tief unter uns lag der Hudson im Sonnenschein wie ein silbernes Band, und ich konnte die Schiffe sehen, die auf ihm unterwegs waren. Diesen Anblick durfte man wirklich nicht versäumen.

Auch noch andere Jungen fuhren mit diesem Bus ins Ferienlager. Dort konnten Stadtkinder in der Natur leben, wandern, schwimmen und Kanu fahren, und außerdem wurden die üblichen Sportarten wie Volleyball, Basketball und Baseball angeboten. Es gab Mahlzeiten und geselliges Beisammensein. Am Lagerfeuer wurde gegessen, gesungen und gespielt. Zum Tagesablauf gehörten kleine Pflichten, um unser Verantwortungsgefühl zu stärken: Wir mußten unsere Betten selbst machen und ein paar Aufgaben übernehmen, die notwendig für das Lagerleben waren. Ansonsten hatten wir viel freie Zeit, in der wir unter der Aufsicht Erwachsener tun konnten, was uns Spaß machte. Alles in allem war es ein guter Ort, um dort als Junge seine Sommerferien zu verbringen.

An jenem schicksalhaften Sonntagmorgen im Lager wachte ich früh auf – die Sonne schien durch das Fenster direkt neben meine Pritsche. Ich fühlte einen dumpfen Schmerz auf der rechten Seite, der schon am Vortag dagewesen war und jetzt immer schlimmer wurde. Ich hatte Angst und plötzlich Heimweh nach meiner Mutter. Wenn ich ihr nur von meinen Schmerzen erzählen könnte! Sie wüßte, was zu tun wäre.

Am Tag zuvor war ich bei der Krankenschwester des Sommerlagers gewesen. «Ich fühle mich nicht wohl», hatte ich gesagt. «Ich habe Seitenstechen und Magenschmerzen.»

«Ihr Jungs! Erst überfreßt ihr euch, und danach tobt ihr herum wie die Irren. Da muß man ja krank werden. Der Körper kann solche Strapazen nicht aushalten. Ruh dich ein bißchen aus, und morgen fühlst du dich wie neugeboren», hatte sie gesagt und mich dann aus ihrem Behandlungszimmer gescheucht.

Meine Eltern hatten mir beigebracht, Erwachsene stets zu respektieren und ihre Entscheidungen nicht zu hinterfragen. Also war ich gegangen, ohne noch etwas zu sagen. Aber ein Tag war verstrichen, und ich fühlte mich ganz und gar nicht wie neugeboren. Als ich aufstand, wurde der dumpfe Schmerz zu einem scharfen, stechenden Ziehen. Ich wußte nicht, was ich tun oder an wen ich mich wenden sollte, also beschloß ich, den Schmerz zu ignorieren. Ich duschte, zog mich an und ging nach draußen.

«Vielleicht vergesse ich den Schmerz, wenn ich mich irgendwie ablenken kann», murmelte ich vor mich hin. Ich ging zum See hinunter und überlegte, ob ich mit einem Kanu hinausfahren sollte, aber der Schmerz wurde immer stärker, also setzte ich mich statt dessen auf den Bootssteg. Um die Mittagszeit litt ich Höllenqualen. Ich stellte fest, daß die unerträglichen Schmerzen etwas nachließen, wenn ich mich vornüber beugte und mir die Seite hielt, also humpelte ich in dieser Haltung zum Speisesaal. Dort schaffte ich es, mich so lange aufrecht zu halten, bis ich meinen Teller auf dem Tablett hatte und mich an einen nahen Tisch setzen konnte. Sofort sackte ich wieder in meine gekrümmte Haltung, wodurch die Schmerzen kurzfristig nachließen. Nach ein paar Bissen Truthahn mit Soße wurde mir übel. Ich stand auf.

«Hey, wohin willst du?» fragte Ray, ein neuer Freund, der neben mir saß. «Du hast dein Essen nicht aufgegessen. Du kennst doch die Regeln, der Teller muß leer sein, bevor du gehst.»

«Ich fühle mich nicht gut», konnte ich gerade noch stammeln.

Ich ging auf die Tür des Speisesaals zu, doch plötzlich durchzuckte mich ein Schmerz, scharf wie von einer Rasierklinge und so unerträglich, daß ich mich nicht mehr bewegen konnte. Ich taumelte und brach zusammen. Um mich herum wurde es dunkel.

Als ich meine Augen wieder öffnete, lag ich in einem hell erleuchteten Raum. Starke Lampen schienen mir direkt in die Augen. Sie waren so hell, daß es weh tat, und als ich blinzelte, begannen meine Augen zu tränen. Ich wußte nicht, wo ich war, und Panik stieg in mir auf. Meine Seite schmerzte immer noch, und ich war glühend heiß.

«Wo bin ich?» fragte ich, als sich jemand über mich beugte.

Keine Antwort. Dann bemerkte ich eine hektische Aktivität um mich herum.

«Wo ist der Arzt, der ihn untersucht hat?» hörte ich jemanden fragen.

Eine andere Stimme sagte: «Wir können nicht länger warten. Wir müssen sofort anfangen. Ist der Chirurg bereit?»

Eine Woge von Übelkeit überrollte mich, und ich spürte wieder den scharfen, stechenden Schmerz in der Seite. Dann lehnte sich jemand über mich und sagte: «Du wirst jetzt eine Weile schlafen.»

«Meine Seite tut mir weh», sagte ich.

Wieder keine Antwort. Statt dessen wurde mir eine Maske über Mund und Nase gestülpt.

Einen Moment lang überfiel mich schiere Panik, als ich keine Luft mehr bekam. Ich keuchte und merkte, daß der Maske ein seltsamer, leicht unangenehmer Geruch entströmte. Ich wußte nicht, wo ich war; ich wußte nicht, wo meine Eltern waren; und um alles noch schlimmer zu machen, war mir übel und stickig heiß. Doch ich hatte nicht viel Zeit, über meine Situation zu rätseln, denn innerhalb von Sekunden begann sich der ganze Raum zu drehen. Meine Sicht wurde unscharf, und die Stimmen um mich herum verstummten allmählich.

Ich glitt in einen Zustand der Leere. Nach ein paar Minuten begann ich zur Decke zu schweben. Ich blickte von oben herab auf Menschen, die über meinen Körper gebeugt waren und fieberhaft arbeiteten. Dennoch waren ihre Bewegungen sehr langsam, wie unter Wasser.

«He, warum behandelt ihr mich da unten, obwohl ich doch hier oben an der Decke bin?» fragte ich.

Niemand antwortete. Erst allmählich wurde mir klar, daß sie mich nicht hören konnten.

Dann schwebte ich aus dem Raum hinaus. Die Lichter wurden allmählich schwächer, bis um mich herum totale Finsternis herrschte, und dann sah ich einen Lichtpunkt genau vor mir. Ich spürte, daß mein Körper von diesem Licht angezogen wurde. Und plötzlich war ich pfeilschnell an einem ganz anderen Ort, Äonen von dort, wo ich gerade eben noch gewesen war. Dieser Ort war außerhalb der Zeit; es gab nur die Gegenwart, und die war auf ewig unveränderlich. Nachdem meine Seele meinen Körper verlassen hatte, waren ihre Schwingungen schneller geworden und hatten mich blitzartig, von einem Lichtstrahl geleitet, an diesen Ort getragen.

Als ich dort auftauchte, war da nichts als ein strahlend helles Licht, das keinen Ursprung zu haben schien. Alles und jeder strahlte es überall aus. Der Glanz war überwältigend, aber er tat meinen Augen nicht weh, und ich fühlte mich in das Licht hineingezogen. Jede Zelle meines Seins füllte sich mit Licht, ich selbst wurde Licht, und gleichzeitig durchströmte mich das Gefühl einer totalen, bedingungslosen Liebe für alle lebenden Geschöpfe. Plötzlich verstand ich alles: Ich hatte das absolute Wissen. Diese Erleuchtung verursachte mir ein unendliches Wohlbehagen – ich fühlte mich vollständig, ganz und wußte, daß alles so war, wie es sein sollte. Eine unglaubliche Ruhe erfüllte mich. Ich fühlte mich wohl hier, weil ich wußte, daß ich hierher gehörte und von hier stammte.

Gestalten um mich herum gingen durch wunderbares Gras. Nicht die Art von Gras, die wir auf der Erde kennen, sondern eher ein dicker Teppich, in den man einsinken konnte und der sich weich, ja sogar elastisch anfühlte. Als ich noch tiefer ins Licht eindrang, bemerkte ich strahlende Lichtwesen, die mich umschwebten. Ich wußte, daß ich ging, aber ich hatte nicht das Gefühl, mich zu bewegen. Ich wußte nicht, wo ich war, da jeder Bezugspunkt fehlte, aber das war egal.

Als meine Seele meinen Körper verließ, schaltete sich sofort ihr «Autopilot» ein, und sie wußte genau, wohin sie sich bewegte. Ein wenig von der Energie dieser Dimension enthüllte sich mir durch die Verkörperung in Menschenform, so daß mein menschliches Bewußtsein damit etwas anfangen konnte. Ich war im Einklang mit der Energie, die diese Wesen verströmten, und es war ein herrliches Gefühl, mitten in ihr zu sein. Glücklich folgte ich ihnen, als sie mir winkten. Sie kommunizierten mit mir, ohne daß auch nur ein Wort gesprochen wurde. Ich merkte, daß ich alles verstand, was sie mir offenbarten, und ein Gefühl von warmem Wohlbehagen und friedvollem Glück überkam mich. Ich wußte, ich war eins mit dieser Energie und all ihren Erscheinungsformen. Die Lichtwesen kommunizierten weiterhin lautlos mit mir, und allmählich begann ich Töne in meinem Kopf zu hören – sicher die schönsten Klänge, die jemals erzeugt wurden –, und diese Töne wurden mit einer Stimme gesprochen, die jeder verstehen konnte. Ein Gefühl der Ehrfurcht und Verwunderung durchdrang mich; mich in einer umfassenden mitfühlenden Liebe aufgehoben zu wissen, gab mir schon nach einem kurzen Moment das Gefühl reiner Ekstase, das ich nur unzureichend beschreiben kann.

Man will eigentlich gleichzeitig lachen und weinen. Die Gefühle sind sehr intensiv, weil diese Energie schneller als mit Lichtgeschwindigkeit vibriert. Das Wohlbehagen ist allumfassend, und ich habe seitdem nie wieder ein so vollkommenes Gefühl der Erfülltheit meines Wesens verspürt. Es war tausendmal erfüllender als die erhebendsten Erfahrungen, die wir machen, solange wir in unseren Körpern sind. Als diese Lichtenergie in mich eindrang, hatte ich das Gefühl, mein Körper habe sich in diesem Licht aufgelöst und sei mit allem Sein verschmolzen. Ich erreichte einen Zustand der völligen Glückseligkeit. Friede, Zufriedenheit und ein überaus großes Wohlbehagen waren die einzigen Gefühle, die ich hatte. Als ich den Wesen zum immer stärker strahlenden Licht folgte, wußte ich, daß ich sie alle kannte, obwohl ich keines von ihnen je zuvor gesehen hatte.

Mein Aufenthalt an diesem Ort der totalen, bedingungslosen Liebe und des absoluten Wissens war jedoch nur kurz, denn ich hatte meine Reise auf diesem Planeten noch nicht beendet. Obwohl ich für einen Moment heimgekehrt war, war es für meine Seele noch nicht an der Zeit, sich in neue Seelen aufzuteilen. Es gab noch einige Lektionen, die mein gegenwärtiges Sein zu lernen hatte, und das mußte auf der Erde geschehen.

Plötzlich hatte ich das Gefühl, daß irgend etwas mich beim Hosenboden packte und zurückzog, weg von dem herrlichen Licht, hinein in die Dunkelheit.

Ich wollte nicht fort. Ich kämpfte darum zu bleiben, doch in Sekundenschnelle war ich wieder im Operationssaal und schwebte unter der Decke. Es war wie der Sog eines Staubsaugers, dessen Rohr sich auf meine Seele gerichtet hatte und sie buchstäblich in meinen Körper zurücksaugte. Ich hatte sofort ein Gefühl der Schwere, als ich merkte, daß ich wieder die Last eines Körpers trug. Ich hörte jemanden sagen: «Wir haben ihn zurückgeholt.»

Stunden später erwachte ich mit dumpfen Schmerzen. Allmählich nahm ich meine Umgebung wahr und bemerkte einen Drainage-Schlauch in meiner Seite. Meine Eltern waren da und sahen sehr ängstlich und besorgt aus.

«Dein Vater und ich sind gekommen, so schnell wir konnten», sagte meine Mutter, während sie mir über die Stirn strich. «Du mußt dich jetzt erholen. Hab keine Angst, ich bleibe bei dir.»

Mein Vater machte ein ernstes Gesicht. Er tätschelte kurz meinen Arm, bevor er aus dem Zimmer ging. Ich konnte hören, daß die Ärzte meinem Vater auf dem Gang erklärten, ich würde wieder gesund werden. Ich sei gerade noch mal mit dem Leben davongekommen, teilten sie ihm mit, nicht jedoch, daß ich kurzzeitig tot gewesen war.

«Ihr Sohn wird sich wieder erholen, aber er wird wegen dieser Operation keine normale Kindheit haben können», erklärte der Arzt meinem Vater. «Sie müssen dafür sorgen, daß er nicht an sportlichen Aktivitäten oder Spielen teilnimmt. Wenn er sich körperlich anstrengt, ist es gut möglich, daß die Wunde wieder aufreißt und er daran stirbt. Wir mußten einen ziemlich langen Schnitt machen, um den durchgebrochenen Blinddarm zu entfernen, deshalb wird er noch lange Zeit schwach sein.»

Das interessierte mich im Moment nicht besonders. Ich trieb zwischen Schlafen und Wachen dahin, weit entfernt von dem wunderbaren Ort, den ich einen Moment lang erblickt hatte. Mein Herz tat mir weh, als mir dieser Verlust bewußt wurde.

Jetzt sah ich verschiedene Bilder aus meiner Kindheit vor mir ablaufen. Schon als kleines Kind hatte ich die Fähigkeit besessen, Ereignisse vorauszusagen und Gedanken zu lesen. Als ich zu meiner Mutter aufblickte, die an meinem Bett saß, sah ich, daß sie gerade an meine Taufe dachte, bei der ich noch nicht einmal einen Monat alt gewesen war. Sonnenstrahlen fielen durch die bunten Glasfenster der Kirche und umrahmten meine Mutter mit allen Farben des Regenbogens. Sie hielt mich in den Armen und blickte liebevoll auf mich herab.

Der Priester fragte: «Wer will als Taufpate für dieses Kind gegen Luzifer und die Mächte des Bösen einstehen?» Ein Mann trat vor und sagte: «Ich, Egidio Pasquale, werde für dieses Kind einstehen.»

Gleichzeitig übergab meine Mutter mich an meinen Paten. Ich spürte die Ehrfurcht, Bewunderung und Achtung, die sie diesem Mann entgegenbrachte, und ich sah, daß sie sich an eine Zeit erinnerte, in der er ihr sehr geholfen hatte. Sie hatte einen Tumor in ihrem Unterleib entdeckt und war damit zu ihm gegangen. Er hatte sie auf den Küchentisch in seinem kleinen Apartment in Brooklyn gelegt und mit Handauflegen behandelt, bis der Tumor verschwunden war. Er hatte ihr ermöglicht, ein Kind zu bekommen, und sie hatte ihn gebeten, mein Taufpate zu werden, um ihre Dankbarkeit auszudrücken. Später konnte ich mich an diese Bilder nicht mehr erinnern und hatte auch den Namen Egidio völlig vergessen.

Als ich wieder einnickte, wanderten meine Gedanken weg von meiner Mutter und hin zu dem Mann, der die obere Wohnung in unserem Haus in Yonkers gemietet hatte, als ich fünf war. Er hieß Joseph. Im Halbschlaf sah ich Joseph schreien. Er war ein kleiner Mann, über 70 Jahre alt, und bevor ich ins Schulalter kam, war ich immer die Treppe hinaufgestiegen, um ihn zu besuchen. Er nahm mich auf den Schoß und schälte mir einen Apfel.

«Sieh mal an, wer da ist», sagte Joseph immer, wenn er auf mein Klopfen die Tür öffnete.

«Ich wollte dich besuchen.»

«Nur herein. Schau mal, was für einen großen roten Apfel ich habe.»

«Schälst du ihn?» fragte ich.

«Sicher, komm auf meinen Schoß, ich schäle ihn, und dann

teilen wir ihn uns.» Joseph hob mich hoch, setzte mich auf seinen Schoß, nahm das Schälmesser und begann den Apfel zu schälen.

Das war immer sehr interessant, denn Joseph konnte den Apfel so schälen, daß die Schale eine lange Schlange bildete. Sie drehte und drehte sich, aber sie riß nie ab. Ich schaute gebannt zu.

Sobald er fertig war, schnitt er ein Stück vom Apfel ab und gab es mir. Er sah mir beim Essen zu, dann schnitt er sich selbst ein Stück ab. Wir aßen abwechselnd, bis wir den ganzen Apfel aufgegessen hatten. Ich war immer gern bei Joseph. Dann erinnerte ich mich an den Tag, als das Messer ausrutschte und er sich beinahe den Daumen abschnitt. Er ließ das Messer fallen, und sein Daumen begann furchtbar zu bluten. Er hatte sich so tief geschnitten, daß der Daumen nur noch an einer Seite durch die Sehne mit der Hand verbunden war und heftig blutete.

Ich war erst fünf, aber ich griff instinktiv nach seinem blutenden Daumen und hielt ihn fest. Als er meine Hand wegzog, blutete der Finger kaum noch. Daß ich das geschafft hatte, das machte ihm angst.

«Was hast du getan?» rief er.

«Ich hab' versucht, es wieder heil zu machen», sagte ich.

«Wie hast du das gemacht? Du bist doch nur ein kleiner Junge.»

«Was meinst du damit?» fragte ich. «Jetzt ist es besser, es hat fast aufgehört zu bluten.»

«Nein! Du solltest so etwas nicht können. Das ist sehr schlimm.» Er stieß mich von seinem Schoß, packte meine Hand und zog mich zur Tür. Seinen Daumen, der sofort behandelt werden mußte, hatte er völlig vergessen. Es war ihm wichtiger, sich mit mir zu befassen. «Ich werde deinen Eltern davon erzählen. Sie sollten von deinen bösen Kräften wissen.»

Er zog mich hinter sich her die Treppe hinunter. Ich war sehr gekränkt und verstand nicht, warum er mich schalt. In unserem Wohnzimmer erzählte er meinen Eltern, was passiert war.

Mein Vater zuckte nur mit den Schultern und fragte besänftigend: «Könnte es vielleicht sein, Joseph, daß du ein Glas Wein getrunken hast, bevor du den Apfel schältest?»

Joseph erstarrte für einen Moment und sagte dann: «Von jetzt an ist meine Wohnung für euren Sohn verboten. Laßt ihn nie wieder raufkommen.» Mit diesen Worten stürmte er aus dem Haus, und ich durfte ihn nie wieder besuchen. Josephs plötzliche Zurückweisung kränkte mich tief, und ich begann über den Verlust dieser Freundschaft zu weinen. «Warum mag er mich nicht mehr? Ich hab' doch nur gemacht, daß sein Daumen nicht mehr blutet. Warum ist er darüber so böse?» fragte ich meine Mutter. Sie legte mir eine Hand auf den Kopf und streichelte mich geistesabwesend, aber sie sagte nichts. Ich blickte zu meinem Vater hinüber, aber sein Kopf war schon wieder hinter der Zeitung verschwunden.

«Wir werden eine andere Beschäftigung für dich finden», sagte meine Mutter sanft. Sie versuchte so zu tun, als sei nichts gewesen. Aber ich wußte, daß sie sich Sorgen machte.

Meine Mutter hatte dieselbe Heilgabe wie ich, aber sie akzeptierte sie nicht und benutzte sie nur selten. Nur wenn ich sehr krank war, spürte ich, was sie bewirken konnte. Sobald sie den Raum betrat und mich streichelte oder im Arm hielt, ging es mir besser. Ich weiß heute, daß sie durch Handauflegen heilte. Außerdem hatte sie das Glück, sich selbst heilen zu können. Ich erinnere mich, daß sie später einmal, als sie schon älter war, im Krankenhaus lag und ein künstliches Hüftgelenk eingesetzt bekam. Nach nur vier Tagen war sie wieder zu Hause und arbeitete im Garten.

Sie wußte, daß ich auch heilen konnte, aber sie sagte nichts, weil sie wußte, daß mein Vater nicht an solche Dinge glaubte. Sie wußte auch, daß ich mit dieser Gabe geboren worden war, und wahrscheinlich auch, wie ich sie im Laufe der Zeit einsetzen würde. Aber sie sprach nie mit mir darüber, geschweige denn mit irgend jemand anderem. Als Kind konnte ich genau sagen, wer gerade krank war, wer bald sterben würde oder wer am Telefon war, wenn es klingelte. Wenn ich meinen Eltern etwas davon erzählte, wurde ich jedesmal ausgeschimpft oder geschlagen. Und je schwerer ich bestraft wurde, desto eigensinniger wurde ich, denn mit meinen Voraussagen lag ich fast immer richtig. Einmal sagte ich, daß ein Freund meines Vaters bald sterben würde.

«Warum sagst du so etwas?» fragte meine Mutter.

«Das Licht um seinen Körper herum ist sehr schwach», erklärte ich.

Mein Vater hörte das und wurde wütend. «Warum sagst du immer solche Sachen», fragte er aufgebracht. «Menschen haben kein Licht um sich herum. Wenn du nicht aufhörst, dir so einen Unfug auszudenken, müssen wir dich so lange bestrafen, bis du den Unterschied zwischen Phantasie und Wirklichkeit erkennst.»

«Aber die Lichter sind da», erklärte ich hartnäckig.

«Sind sie nicht», sagte er. Dann wandte er sich an meine Mutter: «Ich glaube, es ist an der Zeit, daß wir für sein Problem Hilfe von außen suchen.»

Meine Mutter erwiderte nichts.

«Vielleicht sollten wir mit Pater Raymond darüber reden.»

Meine Mutter nickte. «Wie du meinst», sagte sie nur.

Am nächsten Sonntag sprachen meine Eltern mit Pater Raymond, und er willigte ein, sich in der darauffolgenden Woche mit mir zu treffen. Obwohl meine Eltern italienische Katholiken waren, besuchten wir die polnische Messe, weil wir in der Nähe einer polnischen Gemeinde wohnten. Dort ging ich auch zur Schule. Meine Eltern redeten zu Hause nur italienisch, während die meisten Kinder, mit denen ich die Schule besuchte, polnisch sprachen. Mein Englisch war sehr schlecht, weil ich es mit zu vielen Sprachen zu tun hatte, die ich nicht richtig auseinanderhalten konnte. Die Gebete in der Schule wurden auf polnisch gesprochen, und ich vergaß die Worte immer wieder oder sprach sie falsch aus. Dafür wurde ich dann hart bestraft. Die Schwestern schlugen mir mit einem Meterstock so kräftig auf den Hintern, daß der Stab ab und zu brach. Nachdem ich so mehrere Meterstöcke verschlissen hatte, beschlossen sie, es mit einem langen Lineal zu versuchen, das sich besser bewährte. Jedenfalls war ich wegen der häufigen Prügel als Dummkopf bekannt und Pater Raymond daher nicht fremd.

Zu dem verabredeten Termin gingen wir zu ihm in sein Büro, und mein Vater erklärte ihm, daß ich darauf bestand, Licht in verschiedenen Farben um die Körper der Menschen zu sehen.

«Und nicht nur das. Letzte Woche hielt er die verletzte Hand eines Mannes fest und brachte so die Blutung zum Stillstand», erzählte mein Vater dem Priester.

Pater Raymond machte ein ernstes Gesicht. «Gut, ich werde für Ihren Sohn beten und ihn mit geweihtem Öl salben.» Er befahl mir, mich vor ihm auf einen Stuhl zu setzen. Dann öffnete er ein großes Buch und begann ein langes Gebet zu sprechen. Nach ein paar Minuten war meine Geduld erschöpft, und ich wurde zappelig. Das trug mir Stirnrunzeln und böse Blicke von meinen Eltern ein, also beschloß ich, lieber stillzusitzen. Endlich war Pater Raymond mit seinem Gebet fertig und bat seine Haushälterin, ihm das geweihte Öl zu bringen. Er tauchte seine Hand in die Flüssigkeit und strich sie mir auf die Stirn. Dann erklärte er meinen Eltern, die Behandlung sei vorbei und sie könnten mich mit nach Hause nehmen. Dieses Ritual änderte natürlich nichts an meinen Fähigkeiten, und ich sah weiterhin Farben um die Menschen herum.

Eines Tages klingelte das Telefon, und ich rief: «Das ist Tante Tessie.»

«Unsinn», schrie mein Vater. «Du weißt doch gar nicht, wer am anderen Ende der Leitung ist.»

«Doch, ich weiß es, es ist Tante Tessie.»

Mein Vater hob den Hörer ab, und natürlich war es Tante Tessie, die fragte: «John, bist du es?»

Mein Vater war sprachlos. Nachdem er aufgelegt hatte, sagte er zu meiner Mutter: «Wir müssen ihn noch einmal zum Priester bringen.»

In der folgenden Woche saßen wir wieder im Büro von Pater Raymond. «Diesmal machen wir eine Austreibung», sagte er.

Er befahl mir, mich wieder auf den Stuhl zu setzen, und wies seine Haushälterin an, mich festzuhalten, während er Gebete über mich sprach. Allmählich begann ich die Aufmerksamkeit, die man mir entgegenbrachte, zu genießen. Ich hielt das Ganze für ein interessantes Spiel. Die Erwachsenen waren sehr ernst, doch ich verstand nicht, welche Folgen es für mich haben würde, wenn sie nicht die Resultate erzielten, die sie erwarteten. Pater Raymond rezitierte mehrere Gebete über mir aus einem großen Buch, das nicht die Bibel war. Dann hielt er das Kreuz vor mich und küßte es. Er forderte Luzifer heraus, salbte meinen Kopf mit Öl und gab mir einen Rosenkranz in die Hand. Dann wartete er, daß irgend etwas geschehe, doch nichts geschah, und so forderte er meine Eltern auf, mit mir wieder nach Hause zu gehen.

Zu Hause wurde ich auf mein Zimmer geschickt, wo ich über alles nachdenken sollte, was geschehen war. Ich gehorchte meinen Eltern, aber ich verstand nicht, worüber ich mir Gedanken machen sollte.

Für mich war es ein Rätsel, daß die anderen das Licht und die vielfältigen Farben nicht sehen konnten, die ich um die Menschen herum wahrnahm. Ich war davon ausgegangen, daß alle diese Farben sehen könnten. Mir schien das Licht völlig natürlich, und da ich nicht gelernt hatte, mich zu verstellen, platzte ich weiterhin immer wieder mit meinen Beobachtungen heraus. Das brachte mir noch einen Ausflug zu Pater Raymond ein.

«Ich fürchte, Ihr Sohn ist vom Satan mit ‹besonderen Kräften› ausgestattet worden», erklärte der Priester meinem Vater mit ernster Miene. «Aber weil er noch so jung ist, gibt es vielleicht einen Weg, ihn von dieser bösen Macht zu befreien und seine Seele zu retten. Auf jeden Fall ist die Lage sehr ernst. Aber bevor ich irgend etwas anderes versuche, schlage ich vor, daß Sie ihn zu einem Arzt bringen, um auszuschließen, daß es vielleicht eine körperliche Ursache für seinen Zustand gibt.»

Also brachten sie mich zu einem Arzt. Er untersuchte mich und erklärte meinen Eltern dann, ich sei völlig gesund. Wieder wurde der Priester zu Rate gezogen. Pater Raymond schlug einen Psychiater vor.

Meine Eltern wollten alles in ihrer Macht Stehende tun, um sicherzugehen, daß meine «bösen Kräfte» nicht zunahmen. Also brachten sie mich zu verschiedenen Psychiatern. Sie alle hörten sich meine Geschichte verblüfft an und hatten keine Lösung zu bieten.

Verwirrt suchten meine Eltern wieder Pater Raymond auf, um ihm das Ergebnis all der Arztbesuche mitzuteilen. Der Priester riet ihnen, einen weiteren Psychiater zu konsultieren. Man muß sich vor Augen halten, daß all dies in den dreißiger Jahren geschah und die Menschen damals viel konservativer eingestellt waren als heutzutage.

Der letzte Psychiater, den Pater Raymond empfohlen hatte, hörte meinem Vater sehr aufmerksam zu, als er meine Geschichte in allen Einzelheiten darlegte.

«Ja, ich denke, ich kann Ihrem Sohn helfen», sagte er dann. «Ich glaube, Sie sollten erwägen, ihn in eine psychiatrische Klinik einzuliefern.»

«Eine Irrenanstalt», wiederholte mein Vater entgeistert. «Aber warum denn? Er ist doch nicht verrückt.»

«Darüber kann man streiten», antwortete der Psychiater. «Er hat Wahnvorstellungen, und ich glaube, daß Elektroschockbehandlungen ihn von diesem Problem befreien könnten. Und vom religiösen Standpunkt aus gesehen, könnten so die Einflüsse des Satans exorziert werden, denn Satan mag vielleicht die unangenehmen Empfindungen bei dieser Behandlung nicht und entschließt sich deshalb, den Körper ihres Sohnes zu verlassen.»

Meine Eltern wollten das Beste für mich, und sie hatten großes Vertrauen zu den Ärzten.

«Wir lieben dich sehr», erklärte mir meine Mutter an jenem Abend, «und wir wollen, daß du ein Leben frei vom Einfluß Satans führen kannst. Wenn Pater Raymond der Ansicht des Psychiaters zustimmt, sollten wir es wohl versuchen.»

Da ich nicht wußte, was auf mich zukam, wehrte ich mich nicht gegen die Entscheidung meiner Eltern. Die Vorstellung, eine Zeitlang nicht in die Schule zu müssen, war für mich eine gewisse Erleichterung, denn meine Klassenkameraden mieden oder piesackten mich. Ich hatte den Fehler begangen, mit ihnen über dieses Licht, das die Menschen umgab, zu sprechen, und so galt ich bald als Spinner und war in der Schule einsam. Außerdem hatte ich wirklich nicht viel Lust zu lernen.

Plötzlich überlief mich ein kalter Schauder, während ich so an die Zeit zurückdachte, als ich acht Jahre alt war. Meine Eltern folgten dem Rat des Psychiaters und schickten mich, weil sie mich liebten, in eine Irrenanstalt statt in die dritte Schulklasse.

«Es ist nur zu deinem Besten», erklärte mir mein Vater.

«Wenn wir nicht alles in unserer Macht Stehende tun, um dem Satan jetzt Einhalt zu gebieten, wirst du immer mehr vom Bösen in Besitz genommen werden, je älter du wirst.»

«Ja, und wenn du stirbst, wird Satan auf dich warten, und du wirst ewige Qualen leiden», fügte meine Mutter hinzu. Ich wollte nicht gequält werden, und deshalb war die Vorstellung, Satan werde nach meinem Tod auf mich warten, nicht gerade anziehend für mich.

«Du willst doch nicht zu einem gemeinen und bösen Menschen heranwachsen, oder?»

«Nein», sagte ich. Ich verstand nicht genau, was es hieß, gemein und böse zu sein, aber ich spürte, daß meine Eltern es für das Schlimmste hielten, was mir passieren könnte, also dachte ich, es müsse etwas unglaublich Schreckliches sein. Es kam mir nie in den Sinn, daß die Folterqualen, die mich erwarteten, weitaus schlimmer sein könnten als alles, was meine Eltern je in Erwägung gezogen hatten.

An einem grauen Morgen bestieg ich mit meinen Eltern den Bus in den Norden New Yorks. Nach einer Fahrt von zwei oder drei Stunden hielt der Bus vor einem eingezäunten Gelände und wir gingen eine kurvige Straße entlang, bis wir vor einem großen Backsteingebäude standen. Auf beiden Seiten dieses Hauses erstreckte sich je eine Reihe von zweistöckigen Gebäuden mit vergitterten Fenstern. Meine Eltern nahmen mich an die Hand und führten mich in das große Haus, direkt zum Aufnahmeschalter. Dort unterschrieben sie einige Papiere. Die Frau an der Aufnahme griff zum Telefon, und kurz darauf erschien im Flur ein Mann in einem weißen Kittel. Er war stark übergewichtig, seine Kleider rochen nach Schweiß, und er hatte dringend eine Rasur nötig. Ich sah ihn an, dann wandte ich mich zu meinen Eltern um. Sie gaben mir ein Zeichen, daß ich dem Mann folgen sollte. Als ich mich wieder zu ihm umdrehte, machte er einen Schritt vorwärts, packte mich bei der Schulter und zog mich aus der Halle.

Ich hatte kein gutes Gefühl bei diesem Mann. Das spürte er offensichtlich, denn er hielt meine Schulter mit eisernem Griff fest, während er mich den Flur entlang auf eine große Eisentür zuschob. Dort zerrte er mit seiner freien Hand einen riesigen Schlüsselbund von seinem Gürtel, öffnete die Tür und schob mich hinein, eine Hand immer fest auf meiner Schulter.

Ein neuer langer Gang, diesmal mit vielen eisernen Türen auf beiden Seiten mit kleinen Fenstern auf Augenhöhe.

Schließlich erreichten wir einen kleinen Raum, der nichts anderes als vier Pritschen enthielt. Er stieß mich hinein und schloß die Tür.

«Zieh deine Sachen aus. Alle», sagte er barsch.

Ich blickte ihn ungläubig an. Zum ersten Mal war ich von meiner Familie getrennt und befand mich in einer fremden, unfreundlichen Umgebung. Vor einem Unbekannten wollte ich mich nicht ausziehen, aber ich ahnte, daß mir Ärger bevorstand, wenn ich nicht gehorchte. Er inspizierte jedes abgelegte Kleidungsstück und brachte mir dann die Anstaltskleidung, die wie ein Schlafanzug aussah. Meine eigene Kleidung wurde weggebracht und verschwand für immer.

Das Herz dieses Mannes kannte weder Liebe noch Mitgefühl. Das konnte ich spüren, doch obwohl mir seine Gegenwart unangenehm war, hatte ich keine Angst vor ihm. Er reichte mir die Uniform, und ich streifte sie schnell über, schlüpfte in die Pantoffeln und folgte ihm in einen großen Raum mit den Ausmaßen einer Turnhalle. Dort waren viele Menschen versammelt. Einige liefen rastlos hin und her, andere beugten sich über ein Damespiel, ein paar saßen in der Ecke und wiegten sich vor und zurück, und manche brüllten sich die Seele aus dem Leib. Niemand kümmerte sich um sie, und sie selbst nahmen ebenfalls keine Notiz voneinander. Auf einmal hatte ich doch große Angst. Mein Instinkt sagte mir, daß ich hier sicher war, dennoch fürchtete ich mich.

Am Abend bemerkte ich beim Schlangestehen im Speisesaal, daß man nur dann Essen bekam, wenn man dem Personal sympathisch war. Ansonsten wurde man ignoriert und ging leer aus. Dagegen war nichts zu machen, niemand interessierte sich dafür.

Es blieb mir nicht viel Zeit, über meine Lage nachzudenken. Am nächsten Morgen holte mich ein Wärter ab und sagte, es sei Zeit für meine erste Schocktherapie.

Mich fröstelte bei der Erinnerung daran, wie ich aus dem warmen Bett in einen kalten, feuchten, weiß getünchten Raum geführt wurde, wo der Wärter mich für die Schocktherapie vorbereitete.

«Du mußt jetzt mitkommen», sagte er.

«Wohin gehen wir?» fragte ich.

«Das wirst du schon sehen.»

Ich hatte keine Ahnung, was eine Schocktherapie war, und folgte ihm gehorsam den langen Gang entlang. Nach einigen Abzweigungen gelangten wir in einen kleinen Raum.

«Zieh dich aus», herrschte er mich an und ließ mich allein.

Ich gehorchte. Nackt und beschämt stand ich im Raum und fühlte mich sehr verletzlich. Mein Recht als Mensch auf rücksichtsvolle Behandlung und Achtung war mir genommen worden. Aus dieser unangenehmen Lage konnte ich mich aus eigener Kraft nicht befreien. Ich wußte, daß ich diesen Menschen und ihrem Mitgefühl, sofern sie welches besaßen, hilflos ausgeliefert war. Ich war noch ein Kind, und als der Wärter mit einem kalten, nassen Laken zurückkehrte, erstarrte ich vor Angst. Instinktiv wollte ich weglaufen, aber es gab keine Möglichkeit zu fliehen.

«So, jetzt leg dich hierhin», sagte er und zeigte auf einen Behandlungstisch, der gerade mit einem Schlauch abgespritzt worden war.

Ich konnte mich nicht rühren, meine Füße schienen auf dem Boden festgeklebt. Der Wärter packte mich unsanft am Arm, stieß mich auf den Tisch und wickelte mich schnell in das naßkalte Laken ein.

Der plötzliche Temperaturwechsel raubte mir den Atem. Zitternd vor Kälte rang ich nach Luft. Durch den Schock hatte ich Wasser lassen müssen, was mir natürlich noch mehr Ärger einbrachte. Der Wärter nahm eine große, mit Eiswasser gefüllte Schale und goß sie über mir aus. Die Tischseiten waren perforiert, so daß das kalte Wasser und der Urin auf den Boden abfließen konnten.

«Na, wie gefällt dir das?»

Ich war wie gelähmt vor Angst und konnte nicht antworten.

Wie in aller Welt konnten meine Eltern zulassen, daß man mir so etwas antut, dachte ich. Dann erinnerte ich mich, daß Pater Raymond gemeint hatte, Satan werde diese Erfahrung nicht gefallen.

«Nun, mir auch nicht», murmelte ich leise vor mich hin.

So grausam und unmenschlich diese Behandlung auch schien, sie war nur der Auftakt zu dem, was sich im nächsten Raum abspielen sollte.

Nachdem sich mein Atem beruhigt hatte, hob mich der Wärter auf eine Bahre. Mit Ledergurten band er meine Arme und Beine fest, einen weiteren schlang er um meine Hüften.

«Warum fesseln Sie mich an diese Bahre?» fragte ich kleinlaut.

«Damit du nicht fortläufst.»

«Wieso sollte ich fortlaufen?»

«Das wirst du schon sehen», sagte er und rollte mich über den Flur.

«Das Laken ist so kalt.»

«Ich weiß», antwortete er. «Es soll ja auch kalt sein.»

«Es tut aber weh. Ich möchte mich wieder anziehen.»

«Noch nicht. Wir sind noch nicht mit dir fertig, Junge.»

Wieder wurde ich in einen anderen Raum gebracht. Ich zitterte unter den eiskalten Laken. Eine Krankenschwester kam herein und befahl mir, den Mund zu öffnen. Mit einer schnellen Bewegung schob sie mir einen Stab zwischen die Zähne und befestigte ihn so an meinem Kopf, daß ich ihn nicht ausspucken konnte. In einem ersten Anfall von Panik glaubte ich ersticken zu müssen. Niemand unternahm einen Versuch, mich zu beruhigen.

Mein Brustkorb drohte zu explodieren, aber mit dem Stab im Mund konnte ich nicht husten.

«Jetzt fang nicht an, Ärger zu machen», sagte die Krankenschwester. «Finde dich am besten gleich damit ab.» Dann fügte sie hinzu: «Wenn du diesen Stab nicht im Mund hättest, würdest du bei der Elektroschocktherapie deine Zunge verschlukken und ersticken.»

Wie kann ich denn meine Zunge verschlucken, dachte ich, wenn ich bereits an diesem Ding in meinem Mund fast ersticke?

«Sind Sie bereit?» wandte sich der Wärter an die Krankenschwester. Sie nickte.

«Gut, bitte alle einen Schritt zurücktreten.»

Ein Elektroschock durchzuckte meinen Körper. Der Schmerz war unerträglich, aber der Knebel in meinem Mund machte jegliches Entkommen und jeden Protest unmöglich.

Der Elektroschock wurde durch das nasse Laken auf meiner Haut verstärkt. Immer wieder jagten sie Elektroschocks durch meinen Körper, bis ich mich in Krämpfen wand und bewußtlos wurde. Dann hörten sie auf.

Stunden später erwachte ich. Ich zitterte so stark, daß ich mich mit den Füßen gegen das Bettgestell stemmen mußte, um nicht herauszufallen. Vollkommen bewegungsunfähig lag ich da und starrte ins Leere. Zwar nahm ich Menschen wahr, die in mein Zimmer kamen und meine Sachen mitnahmen, aber ich konnte mich nicht rühren. In diesem gelähmten Schwebezustand konnte ich noch nicht einmal schreien.

Einige Patienten machten sich die Gelegenheit zunutze,

wenn ein anderer zur Schocktherapie abgeholt wurde. Sobald der Behandelte in seinem «Gemüse-Zustand» zurückgebracht wurde, stahlen sie sich ins Zimmer und nahmen mit, was nicht niet- und nagelfest war.

Die Brutalität und die mit der Schocktherapie einhergehenden Schmerzen wirkten sich auf mein Erinnerungsvermögen aus, ganz zu schweigen von den Schäden, die mein zarter Körper und meine Heilkraft erlitten.

Wenn ich in mein Zimmer zurückgebracht wurde, betete ich jedesmal leise vor mich hin. «Lieber Gott, bitte laß mich sterben, damit diese Qualen endlich ein Ende nehmen.» Meine Gebete wurden nicht erhört, die Therapie wurde etwa ein Jahr lang fortgesetzt.

Ich erinnere mich an die ständige Angst, in der ich lebte. Nie wußte ich, wann ich aus meinem warmen Bett geholt und in die eiskalten Laken gewickelt würde. Die Therapie nannte ich «Folter auf Raten». Sie wurde in unregelmäßigen Abständen durchgeführt, manchmal sogar zweimal pro Tag, morgens und abends. Ganz gleich, wie oft oder wie viele Behandlungen man bekam, es war unmöglich, sich an sie zu gewöhnen. Mit jeder neuen Elektroschocktherapie schien mein Leben von vorn zu beginnen, denn sie löschte alles aus meinem Gedächtnis, wieder und immer wieder.

Einmal pro Woche wurde ich in einen Raum geführt, in dem sich mehrere Ärzte aufhielten. Sie stellten mir Fragen, die ich nicht verstand.

Ein Arzt fing immer mit der gleichen Frage an. «Nun, Eugene, sag uns doch mal, wie dein Vater heißt.»

«John», antwortete ich stets.

«Sehr gut. Und was ist dein Vater von Beruf?»

«Er malt Häuser an», erklärte ich daraufhin.

Diese Befragung dauerte etwa eine Dreiviertelstunde, anschließend wurde ich in mein Zimmer zurückgebracht.

Meine Eltern haben nie geahnt, welcher Behandlung ich ausgesetzt wurde, da die Anstalt immer darauf achtete, daß ich aufstehen konnte und bei Bewußtsein war, wenn sie zu Besuch kamen. Ich vermochte ihnen nicht zu sagen, was ich durchmachen mußte.

Mit der Zeit hatte ich herausgefunden, daß ich weniger Schockbehandlungen erhielt, wenn ich mich krank stellte. Mein Lebenswille funktionierte nach wie vor, und ich versuchte mich selbst und meine geistige Gesundheit zu schützen.

Die Anstalt war bald überfüllt, und so bekam ich Zimmergenossen. Gary und Tom, zwei schwarze Teenager, nahmen mich unter ihre Fittiche und beschützten mich. Sie erhielten keine Elektroschocktherapie, aber sie sahen, welche Spuren die Behandlung bei mir hinterließ. Wenn die Wärter mich abholten, sah ich stets Mitleid und Fürsorge in ihren Augen. Bis ich zurückgebracht wurde, paßten sie auf, daß niemand meine Sachen stahl.

Eines Abends kam ein Patient im Speisesaal zu mir und nahm Essen von meinem Teller. Gary und Tom sprangen auf, hielten ihn fest und zwangen ihn, mir mein Essen zurückzugeben. Im Laufe der Zeit entwickelte ich eine große Zuneigung zu den beiden. Sie gaben mir das Gefühl, daß es an diesem Ort doch noch jemanden gab, der sich um mich sorgte.

Während meines Aufenthalts in der Anstalt habe ich Entsetzliches mitansehen müssen. Zum Glück ist das meiste inzwischen aus meinem Bewußtsein verbannt. Obwohl ich bald lernte, möglichst wenige Unterhaltungen zu führen, gewann ich dort viele Freunde. Rückblickend glaube ich, daß der eigentliche Sinn meiner Einweisung in die Anstalt darin bestand, dort meine Heilungsarbeit fortzusetzen, ob bewußt oder unbewußt. Jeder hatte dort Probleme, alle brauchten Hilfe und Verständnis, und ich fühlte, daß ich auf irgendeine Weise helfen konnte.

In der Anstalt gab es keine Trennung nach Geschlecht oder Alter. Männer und Frauen waren bunt durcheinandergewürfelt, und die entsetzlichen Auswüchse von Geisteskrankheit zeigten sich in jeder nur erdenklichen Weise.

Eine Lektion hatte ich ziemlich schnell gelernt: Ich durfte mit niemandem – vor allem mit Erwachsenen nicht – über meine Visionen zukünftiger Ereignisse oder über die Auren sprechen, die ich an anderen Menschen wahrnahm. Sobald ich äußerte, daß die Aura eines Menschen schwache Lebenskraft ausstrahlte, wurde ich sofort zur nächsten Schocktherapie gebracht.

Am Ende des Jahres sprach ich nicht mehr über meine Visionen. Meine Eltern erhielten die Nachricht, sie könnten mich abholen.

Ich erinnere mich, daß einer der Wärter eines Tages ins Zimmer trat und ich in Erwartung einer weiteren Schockbehandlung erstarrte. Statt dessen teilte er mir mit: «Die Ärzte haben beschlossen, daß du geheilt bist. Du kannst nach Hause gehen.»

Ich lächelte stumm.

Zu diesem Zeitpunkt hatte ich bereits so viele qualvolle Schmerzen erlitten, daß ich für Gefühle jeder Art unempfänglich war. Ich funktionierte wie eine Maschine. Es gab weder glückliche noch unglückliche Momente für mich. Meistens fühlte ich gar nichts und versuchte mit allen Mitteln, das Zusammensein mit Erwachsenen zu vermeiden.

Dann kamen meine Eltern, um mich abzuholen. Nach meinen Erfahrungen in der Anstalt war ich sehr still und zurückgezogen. Zu Hause verbrachte ich so viel Zeit wie möglich in meinem Zimmer und sprach mit niemandem, wenn ich nicht direkt gefragt wurde.

Meine intuitiven Fähigkeiten waren fast verlorengegangen. Mit der Zeit kehrten sie jedoch zurück. Ich konnte wieder die Aura eines Menschen wahrnehmen, aber diesmal erzählte ich niemandem etwas davon. Ich schlief viel und vermied den Kontakt mit anderen.

Ich stand am Schlafzimmerfenster und blickte in den Himmel von Leningrad. Als ich auf die Uhr sah, bemerkte ich, wie spät es bereits war. Der nächtliche Himmel leuchtete hell, aber ich war nicht müde, und meine Erinnerungen ließen mich nicht ruhen. Sie trugen mich wieder zurück in die Zeit nach meiner Operation.

Am Tag nach meiner ersten Operation wachte ich auf und wollte sofort aufstehen. Als ich mich bewegte, trat eine blonde, schöne Frau in Weiß an mein Bett. Sie berührte mich vorsichtig am Arm und gab mir zu verstehen, daß ich liegenbleiben solle. Ihr Lächeln war freundlich, und als ich in ihre Augen blickte, konnte ich ihre Wärme und ihr Mitgefühl spüren.

Ich wußte nicht, wie man mit Mitgefühl umgeht. Selten hatte ich solche Sanftheit und Freundlichkeit erfahren, und ich fragte mich, wie lange es dauern würde, bis sie mit mir schimpfte. Schließlich war sie erwachsen, und Erwachsene schimpften immer. Ich sah vorsichtig zu ihr auf.

«Wie geht es dir?» fragte sie lächelnd.

«Ganz gut, glaube ich.»

«Ich heiße Nancy und bin deine Krankenschwester. Ich werde, solange du hier bist, nach dir sehen», sagte sie. «Brauchst du etwas?»

«Nein», antwortete ich.

Nachdem sie ihre Runden gemacht hatte, setzte sie sich zu mir und las mir vor. Noch nie hatte ich jemanden wie Nancy gekannt, und ich hing sehr an ihr. Nancys Güte war wie ein Lebenselixier, und meine Genesung machte rasche Fortschritte. Der Schmerz hatte aufgehört, aber die Drainage war noch immer nicht entfernt worden. Am vierten Morgen wachte ich mit Fieber und Schwindelgefühl auf, der Schmerz war wieder da.

«Mir ist so heiß, und mein Bauch tut weh», sagte ich zu Nancy, als sie während der Morgenrunde nach mir sah.

«Ich hole sofort den Doktor», sagte sie und lief aus dem Raum.

Der Arzt schenkte ihr jedoch keine Beachtung. Der Schmerz wurde so stark, daß ich mich nicht mehr bewegen konnte. Nur wenn ich auf dem Rücken lag, konnte ich mir etwas Erleichterung verschaffen. Sobald ich mich auch nur ein wenig bewegte, wurden die Schmerzen unerträglich. Ich befand mich in einem Schwebezustand. Die Umrisse der Uhr traten abwechselnd klar und undeutlich in mein Bewußtsein, die Vorhänge um das Bett wechselten die Farbe. Ich ertrug den Schmerz, solange es ging, dann kapitulierte mein Körper, und ich verlor das Bewußtsein.

Als endlich Hilfe kam, war es offensichtlich, daß ich sofort operiert werden mußte. Zum zweiten Mal wurde ich in den hell erleuchteten Operationssaal gebracht. Man diagnostizierte eine schwere Bauchfellentzündung, jeder Tropfen Blut in meinem Körper war vergiftet. Zu dem Zeitpunkt, als ich in den OP gebracht wurde, hatte ich bereits meinen Körper verlassen. Ich wußte es, weil ich wieder unter der Decke schwebte.

Oje, jetzt geht es wieder los. Ich bekomme eine zweite Chance, und diesmal bleibe ich dort, dachte ich.

Nach dem dunklen Tunnel erkannte ich erneut die Vielfalt der Farben und das Gefühl, dem Licht entgegenzustreben. Die Lichtwesen bedeuteten mir, ihnen zu folgen, und ich empfand das Glücksgefühl, an den Ort meiner Bestimmung zurückgekehrt zu sein. Aber auch diesmal wurde ich zurückgesandt.

Die Rückkehr fühlte sich an, als würde ein Film zurückgespult. Plötzlich befand ich mich wieder in meinem Körper. Diese beiden Erfahrungen innerhalb von nur vier Tagen veränderten mich oder meine Einstellung zum Leben nicht. Sie bestätigten nur, was ich bereits als Fünfjähriger instinktiv gespürt hatte: Es gibt etwas, auf das wir uns freuen können, nachdem wir unsere Lehrjahre in der Schule genannt Erde abgeschlossen haben. Unsere Seelen haben sich Körper ausgesucht, um alle für ihre Weiterentwicklung notwendigen physischen Erfahrungen zu machen. Dieser Abschnitt muß also durchlebt werden.

Nachdem ich zum zweiten Mal so knapp dem Tode entronnen war, zeigten sich die Ärzte mehr an meiner Genesung interessiert. Drei Monate später durfte ich nach Hause gehen, aber die Ärzte sagten, ich würde immer anfällig und schwächlich sein.

Das Gute daran war, daß meine Eltern mir mehr Liebe und Zuwendung entgegenbrachten als vorher. Aufgrund meiner schwachen Gesundheit wurde ich sehr behütet und durfte das Haus nur verlassen, um zur Schule zu gehen.

Mit der Zeit wurde ich stärker, und wie wohl alle Jungen begann ich, mich für Baseball zu interessieren. Ich sah den Kindern beim Spielen auf dem Pausenhof zu, und trotz aller Verbote und Belehrungen wollte auch ich spielen. Ich besorgte mir einen Fanghandschuh und begann heimlich an einem Ort zu üben, wo kein Bekannter mich sehen konnte. Aus Angst, meine Eltern könnten den Fanghandschuh finden, nahm ich ihn nicht mit ins Haus, sondern versteckte ihn unter der vorderen Veranda. Das heimliche Training machte sich bezahlt, und bald war ich gut genug, um mit den anderen Jungen zu spielen. Ein Jahr lang stahl ich mich aus dem Haus, um Baseball spielen zu gehen. Eines Abends beobachteten meine Eltern jedoch, wie ich etwas unter die Veranda legte, und mein Vater fand den Fanghandschuh.

Er kam ins Haus und zeigte ihn meiner Mutter. «Was machst du damit?» fragte er mich, ohne seine Stimme zu heben.

«Baseball spielen», antwortete ich.

«Die Ärzte haben gesagt, daß du keinen Sport treiben darfst. Es ist zu gefährlich», sagte er streng.

«Aber ich fühle mich gut, und außerdem bin ich vorsichtig», gab ich zurück.

«Wie lange machst du das schon?» fragte Mutter.

«Ein Jahr.»

«Du weißt, daß du dein Leben aufs Spiel setzt», sagte sie. «Willst du etwa sterben?»

«Nein, ich möchte doch nur Baseball spielen», sagte ich mit der Überzeugung eines Kindes.

Sie schüttelte den Kopf und blickte hilflos zu meinem Vater. Ich konnte die Sorge in ihrer Stimme hören, aber anstatt in mir ein schlechtes Gewissen zu wecken, verstärkte sie nur meinen Wunsch, Baseball zu spielen. Kein Gegenargument der Welt hätte meine Begeisterung für diesen Sport ins Wanken gebracht.

«Bitte, laßt mich spielen», bettelte ich. «Ich bin gut, und die Jungen wollen, daß ich mitspiele.»

«Das bedeutet dir sehr viel, nicht wahr?» fragte mein Vater.

«Ja, sehr viel», sagte ich.

«Deine Mutter und ich werden darüber nachdenken», sagte er. «Aber bis dahin hast du Hausarrest.»

Der Hausarrest dauerte ein Jahr, aber da ich immer kräftiger wurde, gaben meine Eltern schließlich nach.

Meine Familie akzeptierte den Sport, weil er eine typische Beschäftigung für einen normalen amerikanischen Jungen war. Sie glaubten, ich hätte meine «Eigenarten» abgelegt, und nie zeigte ich eine Neigung, meine heilenden Energien einzusetzen, die ich immer noch besaß. Für meine Eltern hatte sich die Behandlung ausgezahlt; ich verhielt mich so, wie sie es von mir erwarteten. Ich gebrauchte meine intuitiven Fähigkeiten nicht mehr und befand mich auf dem besten Weg, «normal» zu werden.

In der High School war ich bereits so gut im Baseball, daß ich eingeladen wurde, für ein Amateurteam zu spielen, das von einem privaten Herrenclub finanziert wurde. Es war eine große Ehre, dort zu spielen, und es machte mir so viel Spaß, daß ich erwog, Profispieler zu werden, wenn ich die High School beendet hätte.

Ich war fest entschlossen, «normal» zu sein, so zu sein wie jeder durchschnittliche Mann. Ganz gleich, was mit mir selbst geschehen sollte, ich würde mich anpassen. Während des Koreakrieges meldete ich mich freiwillig zur Marineinfanterie, nach dem Krieg heiratete ich Karen, die Schwester meines besten Freundes. Ich zog nach Kalifornien, hatte Kinder, ein Haus, ein Geschäft. Ich lebte den amerikanischen Traum.

Ich glaubte nur an das, was sichtbar war. Konnte man es nicht anfassen, war es nicht wirklich da, also existierte es auch nicht. Von meiner Umgebung wurde ich voll und ganz akzeptiert, ich war einer von ihnen, ich war Mr. Normal.

Ich ahnte nicht, was vor mir lag, wie viele Jahre noch verstreichen sollten und was ich noch erleben mußte, bevor ich in den besonderen Zustand zurückkehren würde, der für mich als Kind so selbstverständlich gewesen war.

Unterwegs nach Hause

Ich wußte, daß ich schlafen mußte, aber das Licht hatte eine merkwürdige Wirkung auf mich. Ich fragte mich, warum ausgerechnet hier in Leningrad so viele Ereignisse meiner Vergangenheit wachgerufen wurden. Ich legte mich aufs Bett, stand wieder auf, schritt unruhig im Zimmer umher und ließ mich auf einem Lehnstuhl nieder. Schließlich schob ich ihn vor das offene Fenster und blickte auf die Stadt. Vielleicht war es das wunderbare Lichtspiel am Nachthimmel, das den Lichtern meiner Vergangenheit so ähnelte, vielleicht war es auch die unglaubliche Energie, die ich am Morgen auf dem Friedhof gespürt hatte. Ich wußte keine Antwort, aber es war mir auch ganz gleichgültig, denn ich fühlte den Heilungsprozeß in mir, der Schmerz meiner Vergangenheit löste sich auf.

Ich erinnerte mich an meine patriotische Begeisterung, als ich mich nach der High School bei der Marineinfanterie bewarb. Ich war noch nicht alt genug, um eintreten zu können, aber mit ein bißchen Geschick gelang es mir, die Verantwortlichen davon zu überzeugen, daß ich trotz meiner Jugend in der Lage war, mein Land zu verteidigen. Der große Stolz, den ich empfand, als ich den Bescheid erhielt, ich solle mich zur Grundausbildung melden, haftet mir noch heute im Gedächtnis. Für mich war es eine gute Gelegenheit, zu reisen und die Welt zu sehen. Mein vorrangiges Ziel war es jedoch, für mein Land zu kämpfen. Aber das Universum hatte andere Pläne mit mir. Ich kam überall hin, nur nicht nach Korea. Meine Grundausbildung absolvierte ich in Norfolk, Virginia, dann war ich auf den Bahamas stationiert und anschließend in Island. Trotz der strengen Disziplin gefiel mir das Leben bei der Marineinfanterie.

Ich hatte viel Spaß, gewann gute Freunde und wurde zum Elektriker ausgebildet. Eine Weile lang dachte ich daran, mich weiterzuverpflichten, aber als mein Wehrdienst abgelaufen war, entschloß ich mich, nach Hause zurückzukehren. Meine Eltern wohnten immer noch in Yonkers, und ich wußte, daß mein altes Zimmer dort auf mich wartete. Im Gegensatz zu heute war es damals durchaus üblich, daß Kinder bei ihren Eltern lebten, bis sie eine Familie gründeten. So mußte ich mir auch nicht die Mühe machen, eine Wohnung zu finden, als ich nach Yonkers zurückkam.

Bei meiner Entlassung war ich noch immer sehr jung und interessierte mich vor allem für Sport, Autos und Mädchen. Wie jeder junge Mann meines Alters wünschte ich mir nichts sehnlicher als ein Auto. Bevor ich mir eines leisten konnte, mußte ich jedoch einen Job finden. Das war in den fünfziger Jahren, die amerikanische Wirtschaft befand sich im Aufschwung, und Arbeit gab es überall. Gleich beim ersten Versuch bekam ich einen Job.

So wurde ich Bauarbeiter und half bei der Errichtung der Tappan-Zee-Brücke. Erst heute begreife ich, daß es eine gefährliche Arbeit war. Aber damals war ich jung und mir der Gefahr nicht bewußt. Das einzige, woran ich dachte, war der Scheck, den ich am Ende jeder Woche erhielt und der mich Schritt für Schritt meinem Traum vom Auto näherbrachte. Geld zu verdienen war einfach für einen jungen Mann, der hart arbeitete, und bald hatte ich genug zusammen, um mir das Auto zu kaufen. Ich sah mir mehrere Wagen an und entschied mich dann für einen Mercury, den ich sofort mitnahm und stolz meinen Eltern vorführte. Der Sohn italienischer Einwanderer konnte sich ein neues Auto leisten. Meine Eltern waren genauso stolz, was mich sehr glücklich machte.

Die Arbeit beim Brückenbau war körperlich sehr anstrengend. Mir war gar nicht bewußt, wie muskulös ich geworden war, bis ich eines Abends nach der Arbeit in mein Auto stieg und das Lenkrad mit solcher Kraft packte, daß es in zwei Teile brach. Ich erschrak, denn ich hatte ein ganz anderes Bild von mir. Auf der Stelle beschloß ich, daß ich kein Muskelprotz werden wollte. Mit dem zerbrochenen Lenkrad fuhr ich davon und kehrte nie wieder zur Tappan-Zee-Brücke zurück.

Wie der Zufall es wollte, bekam ich gleich darauf einen Job bei einer Firma, die elektrische Geräte herstellte. Dort konnte ich auch meine im Militär erworbenen Kenntnisse einsetzen und mir eine Zukunft aufbauen. Ich fühlte mich wohl, verdiente mehr Geld, als ich brauchte, und begann mit Karen, der Schwester meines Freundes, auszugehen.

Sie war jung, hübsch und fröhlich, und nachdem wir etwa ein Jahr lang regelmäßig zusammen ausgegangen waren, fand ich, es sei an der Zeit zu heiraten. Meine Eltern erklärten sich bereit, uns die Erdgeschoßwohnung im Haus zu überlassen und selbst in die ehemalige Wohnung von Joseph in der oberen Etage zu ziehen.

Nach der Trauung begaben sich Mr. und Mrs. Normal auf die traditionelle Hochzeitsreise zu den Niagarafällen.

Bei unserer Rückkehr stand die Wohnung für uns bereit. Alles lief wie geplant. Wir lebten das Leben eines durchschnittlichen amerikanischen Ehepaares, und ich war zufrieden. Es war mir gelungen, meine alten «Eigenarten» sauber «unter den Teppich zu kehren», und ich war fest davon überzeugt, daß sie nicht mehr existierten. Ich wurde ein paarmal befördert und befand mich auf dem besten Wege, mir meinen Teil des amerikanischen Traums zu erfüllen.

Ein Jahr darauf wurden wir Eltern eines kleinen Mädchens, das wir Diane nannten. Ich war ein stolzer Vater, für die damalige Zeit sehr fortschrittlich, und versuchte meinen Teil zur Kindererziehung beizutragen. Eines Tages wollte Karen einkaufen gehen, und ich bot ihr an, so lange auf Diane aufzupassen. Bald darauf hatte die Kleine Hunger, und ich gab ihr Apfelmus aus dem Glas. Sie aß es in kürzester Zeit auf und wollte mehr. Als fürsorglicher Vater fütterte ich sie aus einem weiteren

Glas und dann aus noch einem. Nach fünf Gläsern mußten wir dann doch geraume Zeit im Badezimmer verbringen. Als meine Frau nach Hause kam, war sie ob meiner großzügigen Fütterung nicht besonders erbaut, und meine Karriere als Babysitter fand ein jähes Ende.

Im Job folgten weitere Beförderungen, und wir konnten uns schließlich ein großes Haus im Bezirk Upper Westchester kaufen. Zu diesem Zeitpunkt hatten wir bereits zwei weitere Töchter, Annie und Vickie, und einen Sohn, den wir nach meinem Vater John nannten. Es ging uns gut. Ich hatte einen guten Job und eine glückliche, gesunde Familie, der ich alles bieten konnte, was wir zum Leben brauchten. Zweieinhalb Jahrzehnte lang sollte sich dieser Lebensstil fortsetzen. Nach außen hin war mir die Anpassung an die «Normalität» gelungen. Niemand, auch meine Frau nicht, wußte etwas von meiner Kindheit.

Indem ich meine natürlichen Fähigkeiten ignorierte und sie verleugnete, hatte ich mich selbst überzeugt, daß sie verloren waren und mein Leben seinen vorbestimmten Lauf nahm. Manchmal ahnte ich Ereignisse voraus, die in der Zukunft eintraten. Meistens geschah genau das, was ich vorhergesehen hatte, aber ich zog niemals Schlüsse daraus. Ich wurde mir der Tatsache nicht bewußt, daß ich Ereignisse außerhalb unserer Zeit sehen konnte oder daß meine Trefferquote viel zu hoch war, um sie als Zufall oder Wahrscheinlichkeitsrechnung abzutun. Statt dessen verdrängte ich die Tatsachen so weit, daß ich mir selbst nicht einmal eingestand, diese Vorahnungen überhaupt gehabt zu haben.

Das «normale Familienleben» sollte sich dennoch nicht länger fortsetzen. Mitte der siebziger Jahre hatte sich der Lebensstandard in Amerika verschlechtert. Löhne und Gehälter sanken, die Steuern wurden erhöht, besonders im Bundesstaat New York. Es fiel mir zusehends schwerer, für meine Familie und mich den gewohnten Standard zu halten. Die hohe Kriminalitätsrate und die Umweltverschmutzung machten mir überdies immer mehr zu schaffen. Meine Kinder sollten nicht in einer solchen Umgebung aufwachsen. Der Tropfen, der das Faß zum Überlaufen brachte, war jedoch die Erhöhung der Grundsteuer. Das war des Guten zuviel, und wir beschlossen, an die Westküste zu ziehen, wo es immer noch möglich war, einen vernünftigen Lebensstandard zu halten.

Meine Arbeit in der Firma hatte mir immer viel Spaß gemacht, ich war inzwischen ins mittlere Management aufgestiegen, hatte Anspruch auf Rente, Krankenversicherung und einen Dienstwagen, aber nun wurde es Zeit, eine eigene Firma aufzubauen. Mit der Auflösung meiner Betriebsrente konnte ich die notwendigen Mittel aufbringen, um ein Geschäft in Kalifornien zu übernehmen. Ich hatte Glück. Der Inhaber einer Elektrofirma wollte sich zur Ruhe setzen und verkaufte mir sein Geschäft. Wir legten vertraglich fest, daß er ein Jahr lang bleiben würde, um mir in der Anfangsphase zu helfen. Nun hatte ich meine eigene Firma und war für den Umzug bereit.

Meine beiden ältesten Töchter waren damals bereits verheiratet, aber auch sie beschlossen, nach Kalifornien zu ziehen. So sammelten wir unser Hab und Gut zusammen und zogen in unseren Wohnmobilen gen Westen. Die Überlandfahrt war recht abenteuerlich, wir mußten ein paar Mißgeschicke und viele zusätzliche Kilometer in Kauf nehmen, wenn wir einander verloren hatten. Endlich kamen wir in Kalifornien an.

Meine Frau und ich fanden ein Haus in der Gegend von San Diego, ein sehr gemütliches, aber trauriges Haus. Damals beschäftigte ich mich noch nicht mit Numerologie und ihrer Bedeutung für die Hausnummer, die 5555 lautete. In der Numerologie steht die Zahl 5 für Veränderung und neue Erfahrungen, und mit dieser vierfachen Fünf mußte sich ja alles für mich ändern. Und das tat es dann auch.

Kaum waren wir an die Westküste gezogen, begann unser häuslicher Friede zu bröckeln. Für mich gab es noch keinen Anlaß zur Besorgnis, ich glaubte, es sei lediglich ein Beziehungstief, das wir durchlebten. Ich hatte mich geirrt.

Eines Morgens beim Frühstück sah Karen zu mir herüber

und sagte: «Ich möchte die Scheidung einreichen. Ich war gestern beim Anwalt und habe das Verfahren eingeleitet.»

Ich war völlig entgeistert. «Was?» rief ich.

Karens Entscheidung traf mich gänzlich unerwartet. Wir hatten eine mögliche Trennung nie in Erwägung gezogen, und nun saß sie da und sprach von Anwälten und dem Ende einer fünfundzwanzigjährigen Ehe.

«Ich möchte nicht in diesem Haus bleiben», fuhr sie fort. «Am besten wäre es, wenn ich dir meinen Anteil daran verkaufte und eine Wohnung nähme.»

«Ganz wie du willst», erwiderte ich. Mehr konnte ich nicht sagen, ich war viel zu benommen.

Kurz darauf zog Karen aus, und ich war zum ersten Mal in meinem Leben vollkommen auf mich gestellt. Es blieb mir die Elektrofirma, und ich stürzte mich in die Arbeit, die mein ganzer Lebensinhalt wurde. Immer öfter und länger stellte sich bei mir das nagende Gefühl ein, daß ich nicht meiner Bestimmung folgte. Dennoch arbeitete ich weiter in dem einzigen Beruf, den ich kannte.

Mit der Zeit häuften sich die Anzeichen dafür, daß ich nicht dort war, wo ich eigentlich sein sollte. Ich konnte mein Gefühl jedoch nicht konkretisieren, und so verdrängte ich diese ärgerlichen und merkwürdigen Warnzeichen. Ich machte so lange weiter, bis das Universum mir einen Fingerzeig gab, den ich nicht mehr ignorieren konnte.

Eines Montags früh wachte ich mit dem Gefühl auf, daß sich etwas Schreckliches ereignen würde. Wieder verdrängte ich diese Vorahnungen, aber es sollte sich herausstellen, daß ich an diesem Tag die Mitteilung erhielt, daß die Scheidung ausgesprochen war. Ich war nicht mehr verheiratet. Ich las das Schreiben mit schwerem Herzen, eine innere Leere und das Gefühl eines unwiederbringlichen Verlusts erfüllten mich.

Wie konnte etwas, das so vielversprechend angefangen hatte, ein derart trauriges Ende nehmen? Den ganzen Abend dachte ich darüber nach. Es war mir unmöglich, Schlaf zu finden. Das

Gefühl, etwas in meinem Leben sei entsetzlich falsch gelaufen, nagte die ganze Nacht an mir.

Am nächsten Morgen stand ich auf und war froh, daß ich meine Arbeit hatte, die mich von meinen Problemen ablenken konnte. Ich war früh im Büro. Es wurde neun Uhr, und mein Partner war noch nicht eingetroffen. Anfangs dachte ich mir noch nicht viel dabei, aber nachdem der Vormittag zu Ende war, machte ich mir doch Sorgen und rief ihn zu Hause an.

Nach einmaligem Klingeln kam eine Ansage. «Kein Anschluß unter dieser Nummer.»

«Merkwürdig», murmelte ich. Ich rief bei der Telefongesellschaft an und erklärte, was geschehen war.

Die Dame von der Zentrale prüfte ihre Unterlagen und erklärte: «Der Anschluß wurde gestern gesperrt.»

«Was kann da passiert sein?» dachte ich. «Unser Geschäft läuft gut, und ich bin sicher, daß er nicht in finanziellen Schwierigkeiten steckt.»

Nach einigen Anrufen bei seinen Freunden stellte sich heraus, daß niemand von seinem Verbleib wußte, und es zeichnete sich immer deutlicher ab, daß er die Stadt fluchtartig verlassen haben mußte. Dieser Verdacht erhärtete sich, als später einer unserer Lieferanten anrief.

«Wissen Sie eigentlich, daß der Scheck geplatzt ist, den Sie mir ausgestellt haben?» meinte er verärgert. «Ich bin sicher, daß ein Mißverständnis bei der Bank vorliegt, aber ich wäre Ihnen sehr dankbar, wenn Sie das regeln könnten.»

«Aber sicher. Ich rufe sofort bei der Bank an und kläre das», versicherte ich ihm.

Ich rief die Bank an und sprach mit einem Sachbearbeiter, dem ich meinen Namen und die Kontonummer durchgab. «Ein Scheck, den ich an einen unserer Lieferanten ausgestellt habe, ist geplatzt», erklärte ich ihm. «Wie konnte das passieren? Ich weiß, daß das Konto ausreichend gedeckt ist.»

«Lassen Sie mich das kurz prüfen.» Ein paar Minuten später kam er ans Telefon zurück. «Aha! Hier haben wir es. Nun, der Scheck ist geplatzt, weil das Konto aufgelöst wurde.»

«Wie bitte?» rief ich.

«Laut unseren Unterlagen wurden gestern alle Gelder abgehoben und das Konto aufgelöst.»

«Vielen Dank für Ihre Bemühungen!»

Ich wußte, daß mein Partner eine Hütte in den Bergen besaß. Also stieg ich ins Auto und fuhr dorthin – um feststellen zu müssen, daß er sie verkauft hatte.

«Wir haben die Hütte letzten Monat von ihm gekauft», erklärten die neuen Besitzer.

«Hat er denn gesagt, wohin er ziehen wird?»

«Nein, er hat nur gesagt, daß ihm die Hütte zuviel Arbeit mache und er sie loswerden wolle, um mehr Freizeit zu haben.»

Vollkommen erschüttert fuhr ich nach Hause. Mein Partner hatte alle liquiden Mittel der Firma mitgenommen und Kalifornien scheinbar spurlos verlassen. Meine Firma war bankrott.

Ich verbrachte eine weitere schlaflose Nacht in der Erkenntnis, daß ich noch nicht einmal die Wochenlöhne ausbezahlen konnte, ohne Geld von meinem Privatkonto zu nehmen, das ohnehin recht angeschlagen war, nachdem ich meiner Frau den Gegenwert für die Hälfte des Hauses ausbezahlt hatte. Auf jeden Fall mußte ich die Löhne zahlen, ganz gleich, welche Entbehrungen ich dafür auf mich nehmen mußte. Am Mittwoch morgen ging ich zur Bank und hob meine gesamten Ersparnisse ab. Dann fuhr ich los, um die Arbeiter zu bezahlen und ihnen mitzuteilen, daß ich es mir nicht leisten konnte, sie weiterhin zu beschäftigen.

Was als trister Tag angefangen hatte, sollte sich in einen Alptraum verwandeln. Ich war auf dem Weg zur Baustelle, als plötzlich ein Fahrzeug mit überhöhter Geschwindigkeit die mittlere Leitplanke des Highways durchbrach und mich frontal rammte. Ich konnte nicht ausweichen, verlor die Kontrolle über das Lenkrad, und wieder einmal hielten höhere Kräfte ihre Hand über mich. Das Auto schlitterte von der Fahrbahn und kam erst vor der steil abfallenden Böschung zum Stehen. Ich stand unter Schock, stieg aber geistesgegenwärtig aus dem Wagen. Kurz vorher hatte ich getankt, und durch den heftigen Zusammenstoß war Benzin ausgeflossen, das sich nun auf der ganzen Fahrbahn verteilte. Ein Funke hätte genügt, um eine gewaltige Explosion zu verursachen.

Die Feuerwehr kam wenige Minuten nach dem Unfall, gefolgt von der Polizei und einem Krankenwagen. Ich stand am Straßenrand, mein Gesicht hatte ein paar Kratzer abbekommen, und in der linken Seite verspürte ich einen pochenden Schmerz. Plötzlich wurde mir klar, daß meine gesamten Ersparnisse in einem Aktenkoffer im Kofferraum meines Wagens lagen. Ich rannte blindlings darauf zu. Ein Feuerwehrmann lief hinter mir her und hielt mich fest.

«Was in aller Welt haben Sie vor?»

«Ich will meinen Aktenkoffer aus dem Kofferraum holen», antwortete ich ruhig.

«O nein, das werden Sie nicht tun», sagte er. «Das Auto kann jeden Moment explodieren.»

«Ich weiß, aber vorher muß ich meinen Aktenkoffer in Sicherheit bringen.»

Der Feuerwehrmann hielt mich wieder fest, und ich merkte, daß ich doch erhebliche Verletzungen davongetragen hatte, denn ein messerscharfer Schmerz durchschnitt meinen Brustkorb. Mit aller Entschlossenheit mobilisierte ich meine letzten Kräfte und riß mich los, um zu meinem Wagen zu gelangen.

Ich war mir des enormen Risikos durchaus bewußt, denn ein noch so kleiner Funke hätte genügt, um die gesamte Unfallstelle in Flammen aufgehen zu lassen, aber ich mußte unbedingt meinen Aktenkoffer haben. Ich wollte die Männer, die mich nicht im Stich gelassen hatten, für ihre Arbeit bezahlen.

Alles verlief reibungslos, und ich konnte meinen Aktenkoffer sicher bergen. Vom Krankenwagen kam ein Polizist auf mich zugelaufen.

«Steigen Sie in den Krankenwagen, wir bringen Sie ins nächste Krankenhaus.»

Mir war klar, daß ich ins Krankenhaus mußte, aber bezüglich des nächstgelegenen hatte ich ein schlechtes Gefühl. «Nein. Ich möchte in das Krankenhaus von Palm Springs.»

«Der Krankenwagen kann Sie nicht so weit fahren.»

«Ich weiß», erklärte ich. «Deshalb werde ich auch nicht einsteigen.»

«Sie müssen aber», sagte der Polizist. «Sie müssen sofort untersucht werden. Nach einem solchen Unfall ist das unbedingt notwendig.»

«Ich weiß», erwiderte ich. «Ich werde mich auch untersuchen lassen. Bitte lassen Sie mich meine Sekretärin anrufen, sie kann mich zum Krankenhaus in Palm Springs fahren.»

Er ließ mich nur ungern gehen. Ich ging zum Telefon und rief meine Sekretärin an.

«Ich habe ein kleines Problem mit meinem Auto», sagte ich. «Können Sie mich abholen?»

«In zwanzig Minuten bin ich da», versprach sie.

«Ich warte hier auf Sie.»

Als sie kam, wurde mein Auto gerade abgeschleppt, und ich saß auf meinem Aktenkoffer. Ein Blick auf mich und sie rief entsetzt: «Ach, du liebe Güte. Warum haben Sie mir denn nicht gesagt, daß Sie einen Unfall hatten? Sind Sie verletzt?»

«Ich glaube, ein paar Rippen sind gebrochen. Könnten Sie mich zum Krankenhaus in Palm Springs fahren?»

«Ich bringe Sie sofort hin», sagte sie.

«Aber ich will dort nicht viel Zeit verschwenden», erklärte ich ihr. «Heute ist Zahltag, und ich muß noch zur Baustelle.»

«Okay, Sie sind der Boß.»

Die Männer, die für mich arbeiteten, waren ein besonderes Team; sie hatten auch in schlechten Zeiten immer zu mir gehalten, und ich wollte sie angemessen verabschieden.

Mein Aufenthalt in der Notaufnahme war wie ein Ausschnitt aus einem «Dick-und-Doof»-Film. Ich bekam einen Becher und wurde gebeten, eine Urinprobe abzugeben. Ich ging zur Toilette, war jedoch zu aufgeregt, so daß ich mit dem leeren Becher zurückkehrte. Aus dem Augenwinkel sah ich einen vollen Becher auf einem Tisch stehen, nahm ihn und gab ihn ab. Es stellte sich heraus, daß er einer Schwangeren gehörte, aber er war schon auf dem Weg ins Labor.

Als ich begriff, was ich getan hatte, lachte ich stillvergnügt vor mich hin. Das Ergebnis meiner Probe würde einem Laboranten wahrscheinlich einen interessanten oder zumindest recht ungewöhnlichen Tag bescheren.

Dann kam eine Frau auf mich zu und erklärte, sie müsse mir Blut abnehmen. Ich sah sie an und spürte, daß sie nervös war.

«Machen Sie das zum ersten Mal?»

Sie nickte.

«Aber nicht mit mir», sagte ich. «Warum suchen Sie sich nicht jemand anderen zum Üben, ich werde bestimmt nicht das Versuchskaninchen spielen.»

Protestierend stürmte sie davon, um ihre Vorgesetzte zu holen. Eine mir nicht gerade wohlgesinnte Dame erschien, und ich mußte einen langen Vortrag über die berufliche Qualifikation der neuen Laborassistentin über mich ergehen lassen. Schließlich wurde das Problem zufriedenstellend gelöst.

Nun wurde ich zum Röntgen gebracht. Die Röntgenassistentin kam aus New York, und wir begannen ein Gespräch. Da sie sich dabei nicht richtig auf ihre Arbeit konzentrierte, ließ sie versehentlich die Röntgenplatte auf mein Gesicht fallen, was mir starkes Nasenbluten und einen ziemlich tiefen Schnitt auf der Stirn einbrachte.

Sie erstarrte vor Schreck. «Bitte, bitte verraten Sie mich nicht, ich würde meine Arbeit verlieren.»

«Okay», sagte ich, «machen Sie mir einfach einen Stirnverband, damit mir das Blut nicht in die Augen läuft.»

Sie kramte ein paar Minuten lang in verschiedenen Schubladen herum und kam schließlich mit einem Pflaster zurück. «Ich habe keinen Verband, wie wäre es mit einem Pflaster?» sagte sie hilflos.

«Na gut, das wird wohl reichen.»

Sie klebte mir das Pflaster auf die Stirn, und ich ging zur Notaufnahme zurück. Als der Arzt hereinkam, um mir mitzuteilen, daß mehrere Rippen gebrochen waren, sah er mich an und meinte: «Was haben Sie denn mit Ihrem Kopf gemacht? Es sieht ziemlich schlimm aus, wir sollten uns das besser ansehen.»

«Ach, geben Sie mir einfach meine Kleider zurück, und lassen Sie mich hier raus, bevor Sie mich noch umbringen», entgegnete ich.

Ich verließ das Krankenhaus in schlechterem Zustand als bei meiner Ankunft, aber ich war fest entschlossen, den Tag zu überstehen. Ich winkte meiner Sekretärin zu, die mir half, meine Sachen einzusammeln, und mich dann zur Baustelle fuhr.

Ich bezahlte die Arbeiter aus, wünschte allen Glück und ging nach Hause. Zum ersten Mal war ich dankbar dafür, daß der Tag nur vierundzwanzig Stunden hat. Ich brauchte dringend Ruhe. Denn ich war nicht nur emotional erschöpft, auch mein Körper war zerschunden, und ich mußte mich wieder erholen. Doch das Schlimmste war wohl überstanden. Was könnte sonst noch schiefgehen? Das fand ich gleich am nächsten Tag, einem Donnerstag, heraus, an dem ich die gesamte Ausrüstung verlor, die auf der Baustelle geblieben war.

Am Freitag kündigte mir der Generalunternehmer, für den ich in Palm Springs arbeitete, und zog einen Zaun um die Baustelle mit meinem gesamten Werkzeug und dem Arbeitsmaterial. Der Kerl stahl alles, was von meiner Firma noch übriggeblieben war. Da sich das Material aber auf staatlichem Grund befand, wäre es einer Straftat gleichgekommen, es von dort wegzuholen.

In weniger als einer Woche war das gesamte Gerüst zusammengebrochen, auf das sich mein Leben gestützt hatte. Ich war hilflos. Es gab niemanden, an den ich mich wenden, keine Richtung, die ich einschlagen konnte. Ich war froh, das Wochenende zu haben, um auszuruhen und mich zu erholen.

Ich ging nach Hause, setzte mich in meinen Lieblingssessel und sah zwei Tage lang fern.

Der Montagmorgen brach an, und ich beschloß, zuerst einmal Arbeit zu suchen. Ich besaß eine Lizenz als Elektroinstallateur, konnte langjährige Berufserfahrung vorweisen und glaubte, daß ich sofort einen Job finden würde. Doch da hatte ich mich grundlegend geirrt. Die Tatsache, daß ich selbständiger Unternehmer gewesen war, verwirrte mehrere potentielle Arbeitgeber. «Warum bewerben Sie sich, wenn Sie soviel Erfahrung haben?» – «Sie sind überqualifiziert.» – «Sie sind zu alt.» – «Sie sind unterqualifiziert.»

Eine ganze Woche lang ging das so weiter. Auf jede Bewerbung erhielt ich eine Absage. Ich machte mir Sorgen. Rechnungen flatterten ins Haus, und ich hatte nicht genügend Geld, um sie zu bezahlen. Mein Eigentum wurde nach und nach beschlagnahmt. Bei Nacht und Nebel wurden meine Autos abgeholt. Eines konnte ich retten, indem ich es an einen Avocadobaum kettete. Ich konnte die Raten für das Haus nicht mehr aufbringen. Das Zwangsvollstreckungsverfahren wurde eingeleitet. Und ich hatte immer noch keine Arbeit gefunden.

Mitte der zweiten Woche bekam ich endlich einen Auftrag als Subunternehmer. Die Bezahlung reichte gerade aus, um Lebensmittel und Benzin für eine Woche zu kaufen. Ich glaubte, dieser kleine Auftrag könne zu rentableren Tätigkeiten führen, was sich jedoch nicht bewahrheitete. Das Universum stellte mich vor eine Herausforderung; ich hatte gerade genug zum Leben, aber mehr nicht. Meine Lage sah nicht besonders rosig aus, doch ich versteifte mich darauf zu glauben, daß alles nur ein vorübergehendes Tief sei und ich bald wieder zu meinem gewohnten Leben zurückkehren könne.

Drei Monate vergingen, und ich war gezwungen, meine goldene Armbanduhr zu verkaufen. Abgestumpft und resigniert verschwendete ich nur wenige Gedanken an die Zukunft. Meine Kinder waren in dieser Zeit der einzige Lichtblick. Sie riefen oft an und ermutigten mich. Ich würde bestimmt Arbeit finden, ich solle nur Vertrauen haben und mir etwas Zeit lassen. Im tiefsten Inneren wollte ich ihnen recht geben, doch die augenblickliche Wirklichkeit stellte sich anders dar.

Ich glaubte nicht, daß mein Unglück noch eine Steigerung erfahren könnte, schließlich hatte ich nichts mehr zu verlieren. Ich befand mich im Stadium der Verzweiflung, und ab und zu hatte ich das Gefühl, ich sei außer Kontrolle geraten. Mein Unterbewußtsein realisierte, daß höhere Mächte am Werk waren, aber bei wachem Bewußtsein dachte der sture Konformist in mir, daß ich diese Etappe wohl meistern und alles in die gewohnten Bahnen zurückleiten könne.

An einem Samstagmorgen klingelte das Telefon. In der Hoffnung, es handle sich um einen möglichen Auftrag, sprang ich auf, um den Hörer abzunehmen. Es war die Stimme einer flüchtigen Bekannten.

«Gene?»

«Ja», antwortete ich.

«Hier spricht Jenny.»

Nach einer kurzen Pause, in der ich überlegte, warum sie wohl anrief, erwiderte ich: «Oh, wie geht es dir?»

«Okay. Gene, ich habe letzte Nacht von dir geträumt. Es war so realistisch, daß ich gern vorbeikommen und mit dir sprechen möchte.»

«Das ist genau das, was ich jetzt brauche, Jenny, einen guten Traum», sagte ich sarkastisch.

Sie ignorierte meine Bemerkung und fuhr fort: «Ich muß wirklich mit dir sprechen. Ist es in Ordnung, wenn ich vorbeikomme?»

«Was für ein Traum war das denn?» fragte ich uninteressiert, ohne auf ihre Bitte einzugehen.

«Ich habe geträumt, daß du mich geheilt hast.»

«Dich geheilt?»

«Ja», sagte sie.

Nach Jahren der Selbstverleugnung konnte ich nur skeptisch reagieren. «Hast du etwa Drogen genommen?» fragte ich.

«Nein. Überhaupt nicht. Bitte, ich muß dich wirklich sprechen. Der Traum war so echt, daß ich dich einfach sehen muß.»

Widerstrebend willigte ich ein. «Na gut, dann komm vorbei. Aber ich muß schon sagen, dieser Traum ergibt für mich keinen Sinn.»

«Ich werde in etwa einer halben Stunde bei dir sein.»

«Einen Augenblick noch», sagte ich. «Welche Beschwerden habe ich denn in deinem Traum geheilt?»

«Oh, es ist ein schwerer Fall von Herpes zoster», sagte sie. «Wir sehen uns dann gleich.» Sie legte auf, bevor ich meine Meinung ändern konnte.

Ich wußte, daß Herpes ansteckend ist, und mein Mut sank. Aber es war zu spät, um Jenny aufzuhalten. So beschloß ich, mich ihr am Küchentisch gegenüberzusetzen in der Hoffnung, so der Krankheit entgehen zu können.

Ich war nicht sonderlich religiös oder spirituell veranlagt. Jennys Traum stimmte mich eher skeptisch. Wenn sie auf Heilung hofft, warum geht sie dann nicht zum Arzt? dachte ich. Schließlich ist das die Aufgabe von Ärzten und nicht die von Elektroinstallateuren.

Ungefähr eine halbe Stunde später läutete es, und Jenny stand vor mir. Eine Frau um die Dreißig, die ohne die Entstellung durch viele Herpesbläschen sehr attraktiv gewesen wäre. Ich sah sie an und wurde von großem Mitleid für sie erfüllt. Ich spürte ihre Frustration und Nervosität.

«Komm herein», sagte ich und bot ihr einen Stuhl am Küchentisch an. «Warum setzt du dich nicht und erzählst mir von deinem Traum?»

Anstatt mich ihr gegenüber an den Tisch zu setzen, saß ich plötzlich neben ihr. Sie blickte mir in die Augen und begann zu weinen.

«Was ist mit dir?» fragte ich.

«Alles, was wir bisher gesagt und getan haben, ist genau so wie in meinem Traum, nur hast du mir deine Hand nicht auf die Schulter gelegt.» Sie nahm meine Hand und legte sie auf ihre Schulter. Dann schloß sie die Augen, und ihr Kinn fiel auf ihre Brust.

Ich sah sie an. «Was ist mit dir?» fragte ich erneut.

Sie antwortete nicht.

«Geht es dir gut?» Wieder keine Antwort.

Das ist doch albern, dachte ich. Warum saß ich hier mit der Hand auf ihrer Schulter, während sie schlief?

Ich wußte nicht, was ich tun sollte, und so saß ich ein paar Minuten da. Dann meldete sich Mr. Normal zu Wort, und ich dachte: Das ist lächerlich. Warum bin ich hier? Was mache ich? Ich versuchte meine Hand wegzunehmen. Zu meiner Überraschung konnte ich sie nicht bewegen. Eine unbekannte Kraft schien sie an Jennys Schulter festgeklebt zu haben.

Wieder wartete ich ein paar Minuten und versuchte es noch einmal. Diesmal war ich fest entschlossen, meine Hand wegzuziehen; ich wandte mehr Kraft auf, aber die Hand rührte sich nicht. Ich konnte Jenny sogar vom Stuhl heben, auf dem sie saß, aber meine Hand blieb fest mit ihrer Schulter verbunden. Ich saß da und versuchte zu verstehen, was vor sich ging.

Nach ungefähr zwanzig Minuten hob sie den Kopf, blinzelte, meine Hand ließ sich von ihrer Schulter nehmen, und Jenny lächelte.

«Gene, ich fühle mich jetzt sehr gut.»

Ich sah sie an. «Nun, das freut mich.»

«Ich muß jetzt gehen. Danke, daß ich vorbeikommen durfte.»

«Jederzeit wieder», erwiderte ich.

Sie stand auf und ging.

Was für eine verrückte Nudel, dachte ich. Sie glaubt tatsächlich, ich lege meine Hand auf ihre Schulter und die ganzen Bläschen verschwinden. Dann erinnerte ich mich daran, daß ich die Herpesbläschen angefaßt hatte. Mehrere Minuten lang wusch ich meine Hände, verbannte das Geschehene aus meinem Gedächtnis und beschloß fernzusehen.

Wieder läutete es an der Tür. Ich erwartete keinen Besuch, aber nach all dem, was geschehen war, befürchtete ich schon, ein paar Männer in weißen Kitteln kämen, um mich abzuholen. Leise sagte ich: «Sie brauchen gar keine Zwangsjacke. Ich komme auch so mit. Wer weiß, vielleicht brauche ich einfach Hilfe und sehr viel Ruhe.»

An der Tür war jedoch nur ein Mann in Uniform, der das Wasser abdrehen sollte. Er war sehr nett, bedauerte meine Situation und schlug vor, die Badewanne zu füllen, bevor er das Wasser abstellte. Anschließend ging ich zu meinem Sessel zurück und wollte fernsehen. Ich setzte mich gemütlich hin, da läutete es wieder. Diesmal waren es Leute vom Elektrizitätswerk, die gekommen waren, um den Strom abzustellen. Sie verrichteten ihre Arbeit und gingen. Jetzt konnte ich nicht einmal mehr fernsehen, aber mir war mein alter Lieblingssessel geblieben. Ich setzte mich und versuchte die Geschehnisse des Tages zu verarbeiten.

Am nächsten Morgen klingelte das Telefon. Eine völlig aufgelöste Jenny redete aufgeregt auf mich ein.

«Beruhige dich», sagte ich, «ich kann kein Wort verstehen. Was willst du mir denn erzählen?»

«Du wirst es nicht glauben, aber als ich heute morgen aufwachte, war der Ausschlag weg, am ganzen Körper. Es ist wie ein Traum. Kann ich vorbeikommen und es dir zeigen?»

«Sicher. Warum nicht?» sagte ich.

Als ich ihr die Tür öffnete, stand eine strahlend glückliche Frau vor mir. Ihre Haut war makellos.

«Ist das nicht phantastisch?» rief sie.

Vollkommen sprachlos trat ich einen Schritt zurück und blickte die attraktive Frau an, die blühend gesund war. «Wie ist das möglich?» murmelte ich. Dann übernahm mein anderes Selbst das Kommando, und ich hörte mich sagen: «Geh sofort zum Arzt und laß dich untersuchen. Und dann komm noch einmal vorbei.»

«Gut», sagte sie. «Aber ich brauche keinen Arzt mehr.»

«Geh trotzdem hin», befahl ich.

Sie ging, und ich war sehr verwirrt und verängstigt. Ich hatte solche Angst, daß ich die Garage und alle Türen und Fenster im Haus verschloß. Mein rationales Ich versuchte die Macht auszusperren, die für Jennys Heilung verantwortlich war.

Immer noch ganz benommen, setzte ich mich hin und versuchte zu begreifen, was geschehen war. Dann wurde alles ganz klar: Ich hatte Halluzinationen, der Streß hatte mir zugesetzt. Nichts von alledem war wirklich passiert. Eine Fata Morgana. Jenny war gar nicht bei mir gewesen.

Nach einer Weile hatte ich mich beruhigt, aber wieder und immer wieder stellte ich mir die Frage: Wieso gerade Heilen?

Warum trat jetzt wieder diese von Gott geschenkte Fähigkeit in mein Leben, die ich jahrelang verdrängt hatte?

Heute weiß ich, daß Jenny der Katalysator war, den ich brauchte, um mein Leben zu ändern. Ich hatte ihre Gesundung mit eigenen Augen wahrnehmen müssen, nachdem ich meine Hand auf ihre Schulter gelegt hatte. Damals wußte ich noch nicht, daß dieser Vorfall den Weg für alles ebnen sollte, was sich später ereignete.

Während ich noch dasaß und nach Erklärungen suchte, fiel ich in einen tiefen Schlaf. Drei Tage später wachte ich in meinem Sessel wieder auf. Meine Kinder erzählten mir, daß sie abwechselnd bei mir vorbeigefahren waren und an der Tür geklopft hatten, aber ich hatte sie nicht gehört. Jetzt weiß ich, daß ich während dieser Zeit in den Händen höherer Mächte gewesen war. Die Schäden, die meine intuitiven Fähigkeiten durch die Elektroschocks erlitten hatten, wurden geheilt und meine Gabe erneut sensibilisiert. Obwohl es noch eine Weile dauern sollte, bis diese Heilung mein Leben auf dramatische Weise veränderte, war dies in der Tat der Anfang. Im Rückblick auf diese traumatischen Erfahrungen finde ich, es war nicht ohne Ironie, daß meine Energie zu einem Zeitpunkt zurückkehrte, als jede andere um mich herum abgestellt wurde.

Ich wachte auf und wußte nicht, daß ich so lange geschlafen hatte. Mein Körper fühlte sich merkwürdig an. Ich stand auf, lief im Haus herum und sah durch das Fenster den Avocadobaum. Ich spürte, wie er wuchs, wie seine Wurzeln sich in den Boden gruben, wie der Saft durch den Baumstamm in die Blätter floß. Der Wind wehte nicht, aber ich konnte fühlen, daß er da war. Ich sah, wie die Luft in leuchtenden, farbigen Wellen vibrierte. Das Universum war mit Leben erfüllt, das ich niemals zuvor bemerkt hatte. Ich setzte mich ins Auto und fuhr weg – mit nichts als der Kleidung, die ich trug. Ich ließ alles zurück und blickte mich nicht einmal mehr um.

Meine beiden Schwestern hatten sich für den Beruf und gegen die Ehe entschieden. Sie bewohnten gemeinsam ein Haus. Ich fuhr zu ihnen und sagte: «Ich brauche eine Unterkunft.»

«Bleib so lange bei uns, wie du möchtest», sagte Anna Marie, und Antonette nickte zustimmend.

«Ich habe drei Tage lang geschlafen», sagte ich.

«Das ist eine lange Zeit», antwortete Anna Marie ruhig.

«Ja», sagte ich. «Ich weiß nicht, was mit mir geschieht. Mein Körper fühlt sich merkwürdig an, und ich kann Dinge sehen und fühlen, von deren Existenz ich bisher nichts wußte. Auf dem Weg zu euch waren die Köpfe der Menschen, die ich ansah, von einem hellen Lichtkranz umgeben, der sich bis zu ihren Schultern fortsetzte. Das hat mich so abgelenkt, daß ich fast ein paar rote Ampeln überfahren hätte.»

«Als Kind hast du auch immer so geredet.»

«Ja, ich weiß.»

Meine Schwestern nickten sich wissend zu.

Obwohl ich mir dessen nicht bewußt war, bedeutete dies das Ende meines alten und den Anfang meines neuen Lebens. Ich werde meinen Schwestern für immer dankbar sein, daß sie mich in dieser unwirklichen Zeit des Übergangs so bedingungslos aufgenommen haben.

Die Zeit verging, und ich versuchte weiterhin, Aufträge als Elektroinstallateur zu bekommen. Ab und zu konnte ich ein paar Tage arbeiten, aber es ergab sich kein fester Job. Ich konnte mir das nicht erklären. Heute weiß ich, daß das Universum nicht beabsichtigte, mich wieder in mein bequemes Leben als Familienvater und Geschäftsmann zu entlassen. Wieder sorgte das Universum für mich, indem es mir gerade so viel Arbeit zukommen ließ, daß ich für meine Grundbedürfnisse aufkommen konnte. Zwar hing ich noch an meinem alten Leben, aber das neue nahm langsam, aber sicher Formen an. Ich begann den Verlust meiner Rolle als Familienvorstand zu akzeptieren und empfand das Junggesellenleben, in das ich so unvermittelt hineinkatapultiert worden war, bald als angenehm und sogar vergnüglich. Ich mußte weder für Miete noch für Nahrung sorgen, meine einzigen Aufwendungen bezogen sich auf das Auto.

Eines Morgens, nach einem kurzen Abstecher zum Lebensmittelgeschäft, beschloß ich, das Kühlsystem meines Wagens zu entlüften. Normalerweise konnte man den Verschluß mit einer einfachen Handbewegung drehen, um den Druck abzulassen. Doch dieses Mal sprang der Deckel ab, und eine Fontäne heißen Dampfes schoß empor. Es ging so schnell, daß ich meinen Arm nicht rechtzeitig wegziehen konnte und schwere Verbrennungen am rechten Unterarm erlitt. Ich lief ins Haus und ließ mich von meiner Schwester Anna Marie verarzten, einer diplomierten Krankenschwester, die auf einer Intensivstation arbeitete. Sie legte einen Verband mit Brandsalbe an.

«Du mußt sofort ins Krankenhaus und den Arm anschauen lassen», sagte sie. «Er sieht böse aus.»

«Ich gehe nicht ins Krankenhaus.»

Sie antwortete nicht, kam aber am Abend noch einmal darauf zurück.

«Warum sollte ich ins Krankenhaus? Du hast es doch schon verbunden.»

«Es ist eine schwere Verbrennung, die Wunde könnte sich entzünden», erwiderte sie.

Ich blieb stumm, und während ich überlegte, ob ich ihrem Rat folgen sollte, hatte ich eine Eingebung. Wenn ich die Fähigkeit besaß, andere zu heilen, könnte ich mich vielleicht auch selbst heilen. Ich wollte es wenigstens auf einen Versuch ankommen lassen. Unauffällig legte ich meine linke Hand auf die verbrannte Stelle und ließ sie dort die Nacht über liegen.

Am nächsten Morgen fing Anna Marie beim Frühstück wieder mit dem Krankenhaus an.

«Ich sehe keinen Grund dafür», sagte ich. «Mir geht es bestens, und außerdem schmerzt die Stelle nicht mehr.»

«Dann laß mich wenigstens den Verband wechseln», sagte sie.

«Meinetwegen. Du kannst es dir ja ansehen, und wenn du immer noch glaubst, es sei schlimm, fahre ich ins Krankenhaus.»

Ich streckte meinen Arm aus, sie löste den Verband und trat verwundert einen Schritt zurück.

Ich folgte ihrem Blick, der auf meinem Arm ruhte. Es waren

nur noch zwei winzige rote Punkte zu sehen. Grinsend sah ich zu ihr auf.

«Das ist doch nicht möglich. Ich verstehe das nicht.»

«Letzte Nacht habe ich etwas probiert», sagte ich. «Ich dachte, wenn ich mich schon als Heiler bezeichne, sollte ich einmal ausprobieren, ob das nicht auch bei mir selbst funktioniert. Deshalb habe ich meine Hand auf den Arm gelegt und sie die ganze Nacht bis heute morgen dort gelassen.»

Sie schüttelte den Kopf. «In all den Jahren, die ich nun schon als Krankenschwester arbeite, habe ich noch nie gesehen, daß eine derart schwere Verbrennung über Nacht verschwinden kann. Ich komme mir vor wie in einem Gruselfilm.»

Wir sahen einander an und brachen in Gelächter aus.

Ich hatte wieder angefangen, mit Frauen auszugehen und an Gesellschaften teilzunehmen. Eines Abends war ich mit Vera auf einer Party eingeladen. Wir waren noch nicht einmal eine Viertelstunde dort, als Vera mir sagte, sie habe starke Kopfschmerzen. Ohne darüber nachzudenken, legte ich meine Hand auf ihre Stirn; es war eine automatische Reaktion, eine liebevolle Geste. Nach etwa einer Minute sah sie mich fassungslos an.

«Was hast du gemacht?» fragte sie.

«Nichts», sagte ich. «Ich habe nur deinen Kopf berührt.»

«Aber meine Kopfschmerzen sind weg.»

Um Schmerzen zu lindern, hatte ich meine Hände schon oft aufgelegt, aber in diesem Fall war es eine Geste und kein Heilversuch gewesen.

«Wie schön», sagte ich linkisch. «Dann können wir ja noch etwas bleiben.»

Mehrere Anwesende hatten unser Gespräch verfolgt. Ein Mann kam zu mir herüber und sagte: «He, Gene, meine Schulter schmerzt seit einem Monat. Kannst du das auch beheben?»

Ich legte meine Hand auf seine Schulter.

Nach ungefähr zehn Minuten rief er aus: «Unglaublich, der Schmerz ist weg!»

Ehe ich mich versah, stand ich im Mittelpunkt der Aufmerksamkeit, und es bildete sich eine Schlange von Menschen, die alle geringfügige Beschwerden hatten und von mir behandelt werden wollten.

Als wir nach Hause gingen, fragte mich Vera, ob ich etwas für ihre Tante tun könne. «Meine Tante Millie hat Krebs, und die Ärzte haben ihr gesagt, daß sie sterben muß.»

«Ich habe noch nie jemanden mit Krebs behandelt, aber ich werde es gern versuchen», sagte ich.

Erst später erfuhr ich, daß meine Heilungsmethode als «Handauflegen» bezeichnet wird.

Hier muß ich darauf hinweisen, daß ich nie ein besonders guter Schüler war und wenig gelesen habe. Mein ganzes Wissen habe ich aus der Praxis und durch Hören auf meine innere Stimme.

Zwei Wochen lang behandelte ich Veras Tante täglich, und als sie zu ihrer monatlichen Kontrolle ins Krankenhaus ging, konnten die Ärzte weder eine Krebsgeschwulst noch ein Anzeichen dafür finden, daß sie jemals Krebs gehabt hatte. Die neuen Röntgenaufnahmen ließen nichts dergleichen erkennen.

Mit diesem «Test» begann meine Berufung zum Heilen, obwohl ich ihr immer noch nicht recht folgen wollte. Der «Heiler» in mir nahm seine Arbeit auf, aber Mr. Normal wehrte sich heftig gegen ihn. Der Kampf zwischen beiden sollte sich noch geraume Zeit fortsetzen.

Auf dem Weg zum Heiler

All dies geschah Anfang der achtziger Jahre, und es sprach sich schnell herum, daß ich Menschen helfen konnte, indem ich meine Hände auflegte. So bekam ich viele Einladungen zu Partys. Es schien, als habe jeder irgendwelche Beschwerden, um die man sich kümmern mußte. Ich behandelte eine Menge Leute, und sie fühlten sich anschließend stets besser.

Das alles spielte sich auf einer intuitiven Ebene ab. Während ich mich in die Lebenskraft einer Person einfühlte, schienen meine Hände zu wissen, wo sie den Körper berühren mußten und was zu tun war, als seien sie von einer unsichtbaren Kraft geleitet. Meine Aufgabe bestand darin, diese Kraft anzunehmen und ihr zu vertrauen, was mir nicht leichtfiel. Für mich zählte bis dahin nur das physikalisch Nachweisbare, und nun gesundeten Menschen durch das Auflegen meiner Hände. Ich begann allmählich, selbst daran zu glauben.

Viele Menschen verbringen Jahre damit, für ihren Beruf zu studieren und Erfahrungen zu sammeln, doch bei mir war das anders. Alles Wissen, das ich brauchte, war plötzlich da. Heute weiß ich, daß es schon immer in mir ruhte, aber durch die traumatischen Erlebnisse meiner Kindheit blockiert worden war. Nun ließ ich der Energie wieder freien Lauf, und die dadurch entfaltete Kraft versetzte mich stets aufs neue in Erstaunen. Ich konnte die feine Zeitlinie zwischen der ätherischen und unserer irdischen Dimension wahrnehmen und stellte fest, daß ich die notwendigen Informationen einfach dadurch erhielt, daß ich darüber meditierte.

Ich besaß hellseherische und telepathische Fähigkeiten, durch die ich mich sogar mit Menschen auf der anderen Seite der Welt in Verbindung setzen konnte. Diese Kommunikation verlief in beide Richtungen: Ich konnte Gedanken ohne große Anstrengung empfangen und senden, sie hören oder auch lesen. Zudem konnte ich die Lebenskraft anderer Menschen durch meine Berührung schlagartig aktivieren. Manchmal war die Energie, die mich durchströmte, so stark, daß ich mich über die Grenzen meiner Kräfte hinaus verausgabte. Ich mußte lernen, den Energiefluß zu steuern und zu merken, wann ich aufzuhören hatte.

Langsam gewann ich Spaß an meiner Begabung. Ihre Vielfältigkeit faszinierte mich, doch ich arbeitete weiter als Elektroinstallateur, um meine Rechnungen zu bezahlen. Meine Begabung war zu meinem Hobby geworden, von dem ich nicht mehr lassen konnte. Es wäre mir nie in den Sinn gekommen, Geld dafür zu verlangen. Schließlich war meine Gabe ganz offensichtlich ein Geschenk Gottes, das nicht mir gehörte. Wie konnte *ich* dafür bezahlt werden? *Gott* stellte niemals etwas in Rechnung!

Diese Einstellung bescherte mir einen Arbeitstag von 18 Stunden. Von morgens bis nachmittags arbeitete ich als Elektroinstallateur, abends hielt ich Heilsitzungen ab.

Eines Abends behandelte ich eine Frau auf einer Parkbank. Das Wetter war ungemütlich, und uns wurde kalt. Sie sah mich an und sagte: «Wissen Sie, Gene, es wird Zeit, daß Sie eine Praxis bekommen. Die Leute sollten zu Ihnen kommen, nicht umgekehrt.»

Ich lächelte und erwiderte: «Keine schlechte Idee, aber ich habe noch nicht einmal Geld für die nächste Monatsmiete, geschweige denn für eine Praxis.»

«Ich kenne eine Dame, die ein schönes Haus in San Diego besitzt und Zimmer vermietet. Lassen Sie es uns doch versuchen.»

Bevor ich protestieren konnte, saßen wir schon im Auto und

fuhren hin. Es war ein schönes Haus, das ohne weiteres 1800 bis 2000 Dollar im Monat kosten mochte.

«Sehen Sie», sagte die Besitzerin, «ich würde Ihnen gern das ganze Haus vermieten. Sie brauchen den Platz, also machen Sie mir ein Angebot.»

Ich berührte mein Bargeld von 1,75 Dollar in der Tasche und beschloß, daß es nur eine Möglichkeit gab, um mich aus dieser mißlichen Lage zu befreien: Ich mußte der Frau ein vollkommen absurdes Angebot machen.

«Okay», sagte ich, «für die Miete könnte ich 975 Dollar im Monat aufbringen, aber ich habe kein Geld für eine Kaution oder eine Monatsmiete im voraus.»

«Gut», sagte sie. «Wann wollen Sie einziehen?»

Ich war sprachlos und hoffte, sie würde es sich anders überlegen. «Nicht sofort», stammelte ich.

Doch die Vermieterin hielt ihr Versprechen. Abgemacht war abgemacht, und ich mußte mich daran halten.

Zu dieser Zeit lebte ich mit einer Frau in einer Wohngemeinschaft. Als ich ihr von dem Haus erzählte, war sie begeistert, aber auch sie wußte nicht, wie wir das Geld für die Miete auftreiben konnten. Doch die Dinge nahmen eine unverhoffte Wendung. Ich setzte meine Begabung immer häufiger ein, und wie es das Glück haben wollte, bekam ich einen Anruf von einer Frau mit starken Rückenbeschwerden.

«Ich habe schon Ärzte überall in den Vereinigten Staaten aufgesucht», erzählte mir Nora, «aber keiner konnte mir helfen.»

«Wir werden es versuchen und sehen, was geschieht», antwortete ich. «Ich habe zwar keine Praxis, aber es gibt hier eine Kirche, deren Kellerräume ich benutzen darf. Kommen Sie doch um 20 Uhr dort vorbei, und wir sehen, ob ich Ihnen helfen kann.»

Sie kam pünktlich. Während der Behandlung verfiel sie in die Heiltrance, und ich wandte mich an ihre Freunde, die sie hergebracht hatten.

«Wohnen Sie in San Diego?» fragte ich einen ihrer Begleiter.

«O nein, wir sind aus Chicago hergeflogen, und sobald Nora wieder aufwacht, nehmen wir den Flug zurück.»

«Sie meinen, Sie sind extra aus Chicago gekommen, um mich zu sehen?»

«Ja, Freunde haben uns von Ihnen erzählt.»

Das verblüffte mich. Ich war noch nie in Chicago gewesen, und da kamen Leute mit dem Flugzeug, um sich von mir behandeln zu lassen.

In diesem Augenblick wachte Nora auf. «Der Schmerz ist weg! Wie weggewischt», rief sie. «Gene, ich kenne eine Menge Leute in Chicago, die Sie behandeln könnten. Wenn Sie einverstanden sind, werde ich das organisieren und einen Raum beschaffen.»

Da ich nicht genug Geld für ein Flugticket hatte, erwiderte ich: «Es wäre mir ein Vergnügen, aber ich muß erst sehen, wie sich die Dinge entwickeln.»

«Geben Sie mir Bescheid», sagte sie, «ich werde dann alles für Sie regeln.»

Damals war ich noch von freiwilligen Spenden abhängig, und sie waren nicht besonders zahlreich. Ich erzählte meiner Mitbewohnerin von dem Angebot, nach Chicago zu fliegen. Obwohl wir beinahe pleite waren, konnten wir genug Geld für einen Hinflug zusammenkratzen.

In der «Windy City», wie Chicago aufgrund der dort herrschenden Windverhältnisse genannt wird, wurde ich mit offenen Armen empfangen. Nora hatte ihr Versprechen gehalten und 300 Menschen mobilisiert, die von mir behandelt werden wollten. Es waren hauptsächlich russische Immigranten, ich wurde herzlich willkommen geheißen, und wir erzielten an diesem Wochenende großartige Heilerfolge.

Ich erinnere mich an einen kleinen Jungen, der von einer Mauer gefallen und seither gelähmt war. Die Ärzte hatten seiner Mutter erklärt, daß der Unfall die Nerven im Rückenmark verletzt hatte und er nie wieder würde gehen können. Zuerst behandelte ich ihn und dann seine Mutter, die plötzlich aufschrie. Ich drehte mich um und sah, wie sich das Kind im Bett aufrichtete. Gegen Ende des Wochenendes konnte es wieder laufen. Ich war gerührt und begeistert, daß meine Kräfte sich auf so wundersame Weise manifestieren konnten.

Die Menschen schätzten meine Hilfe sehr und zeigten dies auch mit großzügigen Spenden und der Einladung, jederzeit wiederzukommen. Als ich nach Hause flog, war ich fünf Pfund schwerer und besaß genug Geld, um die Rückreise und drei Monatsmieten für das Haus in San Diego zu bezahlen.

Nun hatte ich eine Praxis und die Bestätigung, daß das Heilen meine wahre Berufung war. Aber ich behandelte meine Begabung immer noch wie ein Hobby und war nicht gut organisiert. Ich verlangte kein bestimmtes Honorar, die Menschen gaben, was sie wollten. Einige spendeten einen kleinen Geldbetrag, aber viele nutzten meine Dienste ohne jede Gegenleistung. Daher lebte ich in Armut und war ständig bemüht, auch weiterhin Aufträge als Elektroinstallateur zu erhalten, um meine Praxis zu finanzieren.

Oft sagten die Leute zu mir: «Gene, du mußt einfach ein fixes Honorar für deine Arbeit verlangen.» Darauf erwiderte ich stets empört: «Ich kann doch nicht verlangen, daß Menschen mir Geld dafür geben, daß sie Gottes Gabe erhalten. Wie kannst du das nur vorschlagen? Gott nimmt kein Geld. Und es ist *seine* Gabe ...» Und so weiter ... Wenn es jemals einen falschen Zeitpunkt gab, um selbstgerecht zu sein, so war es damals.

Die Büroorganisation verlangte mir ein zusätzliches Maß an Arbeit ab: Telefonate, Buchhaltung, Termine, Lieferanten, Rechnungen. Ich brauchte Hilfe, konnte es mir aber nicht leisten, jemanden einzustellen. Mir fiel keine Lösung ein.

Da kam eines Nachmittags eine reizende Dame mittleren Alters in die Praxis.

«Haben Sie einen Termin?» fragte ich.

«Nein», sagte sie. «Ich habe von Ihnen gehört und möchte Ihnen meine Hilfe anbieten.»

June war eindeutig ein Geschenk des Himmels. «Soll ich Ihr Angebot annehmen?» fragte ich rhetorisch. «Aber ja, bitte. Fangen Sie gleich an!»

Etwa eine Woche nachdem sie ihre Arbeit in der Praxis aufgenommen hatte, zeigte sie mir einen Zeitungsausschnitt mit dem Bild eines Mannes, der an Aids erkrankt war und im Sterben lag.

«Könnten Sie ihn behandeln?»

«Natürlich», sagte ich und dachte, sie würde den Mann auf dem Foto sowieso niemals finden, da sein Name nicht genannt worden war. Bei der Zeitung würde man ihr wahrscheinlich nicht weiterhelfen, und damit wäre die Sache erledigt.

Zu meiner Überraschung kam sie am nächsten Morgen und sagte: «Ich habe ihn! Rufen Sie ihn an.»

«O nein, es war Ihre Idee. *Sie* rufen an.»

«Kein Problem, dann rufe ich an.»

Sie erreichte ihn und erzählte, daß sie für einen Heiler arbeite, der ihm möglicherweise helfen könne.

«Ich glaube nicht an so etwas», sagte er ihr, «aber was soll's. Ich sterbe und habe nichts zu verlieren. Bringen Sie Ihren Heiler her, und dann sehen wir, was er erreichen kann.» John war so geschwächt, daß er nicht in die Praxis kommen konnte, und ich erklärte mich bereit, am nächsten Tag zum Aids Center nach San Diego zu fahren.

Als ich John Lounsburey zum ersten Mal sah, mußte er von zwei Männern in den Raum getragen werden. Er war ausgemergelt und verängstigt. Als ich ihn bat, sich auf einen Behandlungstisch zu legen, rebellierte er.

«O nein», sagte er, «auf keinen Fall. Ich habe offene Wunden am Rücken, die viel zu sehr schmerzen.» Entschieden fuhr er fort: «Ich lege mich nicht auf den Rücken.»

Wortlos blickte ich ihn an. Nach einigen Sekunden zuckte er mit den Schultern und sagte: «Okay, okay, ich werde es versuchen.»

Er legte sich auf den Tisch, und ich fing mit der Behandlung an. Er fiel schnell in Trance. Ein paar Ärzte und Schwestern kamen herein, um zuzusehen, verschwanden aber, als der Raum in gleißendes Licht getaucht wurde. Insgesamt erschien das Licht dreimal.

Nach ungefähr zweieinhalb Stunden öffnete John die Augen, setzte sich auf, schwang seine Füße vom Tisch und sah mich an. «Wissen Sie was? Ich fühle mich recht gut», sagte er. Er blickte sich mit großen Augen um, als sähe er uns und den Raum zum ersten Mal. «Können Sie mir etwas zum Schreiben besorgen?»

«Ja, natürlich.» Ich machte June ein Zeichen, und wie von Geisterhand erschienen Papier und Bleistift aus ihrer Handtasche.

«Ich möchte berichten, was ich im Schlaf erlebt habe», sagte er und begann zu schreiben.

Nachdem er das Gedicht aufgeschrieben hatte, gab er es mir zu lesen:

Weiße Lichtsäule
Die meine Seele durchbohrt
Die mein Ich einhüllt
Meinen Körper mit heilender Energie überschwemmt
Pulsierender Schmerz
Der in mein verkrüppeltes Bein fährt
Eine rote Flüssigkeit
Erscheint vor meinem Auge
Die sich dem harmonischen Rhythmus
Der meinen Körper durchlaufenden Heilwellen anpaßt
Aus meinem Bein
Das Gebrechen vertreibt.
Lodernde Flammen
Versengen mein Gesicht
Wie ein starker Sonnenbrand
Mächte des Geistes
Entfernen meine Krankheit
Aktivieren die selbstheilenden Kräfte des Körpers.
Schweben im Raum
Außerhalb des Körpers
Spirituelle Heiler
Schützen mein Ich

Während der Körper geheilt wird
Warme Vibrationen
Durch meinen Körper
Strömen aus den Händen des Heilers.
Quelle
Die mir unbekannt ist
Deren Existenz spürbar ist
Durch die Sinnesnerven.
Trancezustand
Nebliger Hauch
Sich in natürliche Energie verwandelnd
Aufrecht gehen, kein Hinken, kein Schmerz
Sich so gut fühlen
Wie nie zuvor.
Ich danke Dir, Schöpfer
Für das Herz Jesu im Heiler.

John Lounsburey, 28. Oktober 1985

«Wenn Sie morgen Zeit haben, würde ich gern in Ihrer Praxis vorbeikommen», sagte John. Er lächelte, schwang sich vom Tisch und verließ ohne Hilfe den Raum.

Am nächsten Morgen läutete es um neun Uhr an meiner Tür, und da stand John mit zwanzig Freunden vom Aids Center.

«Hi», sagte er mit einem breiten Lächeln. «Ich habe ein paar Freunde mitgebracht. Können Sie mit ihnen arbeiten?»

Ich blickte zur Tür hinaus. So viele Leute hatten noch nie vor meiner Praxis gestanden. Es waren größtenteils junge Männer, ein paar von ihnen offensichtlich im fortgeschrittenen Krankheitsstadium.

Ich fühlte, wie mein Energiefeld stärker wurde, und wußte, ich konnte helfen. «Ja, klar, John», sagte ich und wandte mich an die anderen: «Meine Herren, kommen Sie herein, und suchen Sie sich einen Platz auf dem Fußboden.»

Als Jack, mein einziger regelmäßig zahlender Klient, zu seinem wöchentlichen Termin vorbeikam, kniete ich auf dem

Boden, krabbelte zwischen den Männern herum und behandelte sie. Jack kratzte sich am Kopf und stieg dann über die Menge hinweg zum Behandlungszimmer. «Was haben die Männer denn?» fragte er, als ich ihm nachkam.

Oje! Alarmglocken schrillten in meinem Kopf. Mir wurde klar, daß ich hätte anrufen sollen, um ihn vorzuwarnen. Dann hätte er entscheiden können, ob er trotzdem vorbeikommen wollte. Das hatte ich versäumt, und ich entschied mich nun für den direkten Weg.

«Sie haben Aids», sagte ich.

Er blickte mich ungläubig an, sprang auf und stürzte durch die Eingangstür ins Freie. Seine Geschwindigkeit wäre wahrscheinlich einen Eintrag ins Guinness-Buch der Rekorde wert gewesen. «Das war mein einziger zahlender Klient», seufzte ich, als die Tür laut hinter ihm zuschlug.

Jack war kaum fünf Minuten weg, als das Telefon klingelte. Eine sehr müde und besorgte Mutter war am Apparat und fragte, ob ich ihren Sohn, einen Aids-Kranken, behandeln könne. «Sie werden es nicht bereuen», sagte Ellen, «aber Sie müßten zu uns kommen, mein Sohn ist zu schwach, um zu laufen.»

Ich erklärte ihr, daß ein paar Männer vom Aids Center da seien und ich es nicht vor acht oder neun Uhr abends schaffen würde.

«Das ist mir recht», sagte sie. «Wir werden auf Sie warten.»

«Gut», sagte ich und legte auf. Wieder einmal hatte das große Universum seine Hand über mich gehalten.

Am späteren Nachmittag klingelte das Telefon erneut. Jack war am Apparat. «Ich würde gern morgen vorbeikommen», sagte er.

«Ich muß Sie jedoch warnen, die Leute vom Aids Center werden wieder da sein.»

«Das ist schon in Ordnung.»

«Dann bis morgen», sagte ich und legte auf.

Am nächsten Tag ging ich mit Jack ins Behandlungszimmer. Er sah mir in die Augen und sagte: «Gene, ich war gestern sehr verärgert, weil Sie mich mit diesen Leuten konfrontiert haben. Nachdem ich bei Ihnen war, hatte ich eine Verabredung mit einer Freundin zum Mittagessen. Ich erzählte ihr, was passiert war und wie sehr ich mich geärgert hatte. Sie fing an zu weinen. Ich sagte, es tue mir leid, daß ich mich so hätte gehenlassen.

Sie schüttelte den Kopf und sagte: ‹Deswegen weine ich nicht, Jack. Ich bin traurig, weil wir uns nie wiedersehen werden.›

‹Warum nicht?› fragte ich.

Sie sagte: ‹Weil ich auch Aids habe.›

Ich war schockiert über meine Dummheit und Voreingenommenheit. Ich habe mich bei ihr entschuldigt und möchte mich auch bei Ihnen entschuldigen. Zwar fühle ich mich nicht wohl mit diesen Leuten hier, aber ich möchte, daß Sie weiter mit mir arbeiten.»

Als ich später Zeit hatte, darüber nachzudenken, war ich beeindruckt, wie schnell Jacks Vorurteile gegen Menschen mit dieser Krankheit auf ihn zurückgefallen waren. Es war eine gute Lehre für ihn, die er hervorragend meisterte. Meine Lehre sollte Ellens Sohn Joey sein.

Ich war so gut wie pleite und hatte gerade noch genug Geld für das Benzin, um zu Ellens Haus zu fahren. Die meisten Menschen nahmen meine Hilfe an, ohne etwas dafür zu bezahlen; Ellen erstattete mir wenigstens die Fahrtkosten.

Es war fast acht Uhr abends. Ich hatte den ganzen Tag gearbeitet, war aber nicht müde. Ich duschte rasch und machte mich auf den Weg. Als ich ins Wohnzimmer geführt wurde, sah ich einen jungen Mann mit Aids im fortgeschrittenen Stadium in einem Krankenhausbett liegen.

«Wer sind Sie?» fragte er.

«Ich bin Gene, ein Heiler. Ihre Mutter bat mich, zu kommen und Ihnen zu helfen.»

«Sind Sie schwul?»

«Nein.»

«Was wollen Sie dann hier? Gehen Sie weg!» rief er.

Ich sah ihn an und sagte: «Aber Sie sind doch ein Mensch, nicht wahr?»

«Ja», sagte er.

«Nun, deshalb bin ich hier. Ein Mensch, der einem anderen Menschen zu helfen versucht.»

Eine Weile blieb sein Gesicht umwölkt, dann lächelte er. Wir wurden gute Freunde. Fast täglich kam ich bei ihm vorbei, und er machte bemerkenswerte Fortschritte; zuerst im Rollstuhl, dann mit einer Laufhilfe und zuletzt mit Krücken. Es ging ihm so gut, daß er überlegte, seine Nichte und seinen Neffen in Arizona zu besuchen.

«Joey», sagte ich, «bald können Sie alles tun, was Sie wollen, aber es dauert noch eine Weile. Im Moment leben Sie noch von der Energie, die ich Ihnen vermittle.»

Ein paar Tage darauf rief Ellen bei mir an. «Sie werden es nicht glauben», sagte sie. «Gestern ist Joey nach Arizona geflogen und hatte während des Flugs einen Rückfall. Er wird gerade ins Krankenhaus nach San Diego gebracht. Können Sie ihn dort besuchen?»

Ungehalten legte ich den Hörer auf. Wie *konnte* Joey es wagen, die ganze Arbeit der letzten Wochen zunichte zu machen? Seine Genesung war abzusehen gewesen, und nun mußten wir ganz von vorn anfangen.

Verärgert fuhr ich am nächsten Tag ins Krankenhaus. In Gedanken ging ich den strengen Vortrag durch, den ich Joey zu halten gedachte. Im Aufzug des Krankenhauses wurde ich unsicher. Eigentlich wollte ich Joey sagen: «Du hast alles verdorben! Wie konntest du nur unsere Fortschritte aufs Spiel setzen?» Als ich aus dem Aufzug stieg, sah ich aus dem Panoramafenster die Skyline von San Diego. Ein Polizist stand an meinem Auto und stellte einen Strafzettel aus. Ich beobachtete ihn dabei, war mir vollkommen darüber im klaren, daß ich die Strafe nicht würde zahlen können, und fand die Ironie der Situation belustigend.

Anstatt Joey einen Vortrag zu halten, sagte ich deshalb nur: «Hallo, mein Junge, was gibt es?»

Er zögerte und sagte dann: «Gene, ich möchte nicht, daß Sie mir weiter die Hände auflegen.»

Eine Welle von Mitleid überflutete mich. «Joey, ich möchte, daß Sie wissen, daß ich Ihnen für alles vergebe, was Sie getan zu haben glauben, und daß ich Sie bei allem unterstützen werde, was Sie vorhaben.»

Ruhig erwiderte er: «Gene, ich möchte gehen. Bitte holen Sie meine Mutter, ich möchte auch ihr das sagen.»

Ich rief Ellen, und Joey wiederholte seinen Wunsch. «Mutter, ich möchte nicht mehr hier sein. Laßt mich gehen.»

«Wenn du das möchtest, werde ich deine Entscheidung respektieren.»

Nach diesen Worten schloß Joey die Augen, und so schnell, als hätte jemand das Licht ausgeschaltet, war er von uns gegangen.

Da stand ich nun und begriff, daß mir dies eine Lehre sein sollte, daß ich mich niemals dem freien Willen eines Menschen entgegenstellen durfte. Er ist Gottes wertvollstes Geschenk an jeden einzelnen, und wir alle haben jederzeit das Recht, ihn auszuüben.

Die zwanzig Männer vom Aids Center kamen weiterhin zu mir. Ich arbeitete jeden Tag mit ihnen und verlangte keine Bezahlung dafür. Das Monatsende nahte, und ich wußte nicht, wie ich das Geld für die Miete aufbringen sollte. Zwar hatten die meisten kein Geld, aber ich dachte mir, sie könnten vielleicht einen kleinen Obolus beisteuern. Ich bat sie, ein Stück Holz oder etwas Zeitungspapier mitzubringen, damit ich das Haus heizen konnte. Am nächsten Morgen standen statt zwanzig nur noch neun Leute vor der Tür. Es stimmte mich traurig, daß sie aus Engstirnigkeit nicht mehr an den Sitzungen teilnehmen wollten. Besonders schmerzhaft war, daß alle bereits Fortschritte gemacht hatten.

Das Heilen war zu meinem Lebensunterhalt geworden, materielle Aspekte zählten nicht mehr. Hätte ich in Ruhe überlegt, wer wohl die Miete für das Haus zahlen sollte, hätte ich mein erstes Healing Center nicht verloren. Ich begriff, daß ich Verantwortung für die Menschen trug, denen gegenüber ich mich verpflichtet hatte, und sie deshalb bitten mußte, sich auch mir gegenüber verantwortlich zu zeigen. Selbst eine Kirche muß den Öllieferanten oder Gärtner bezahlen. Woher bekommt sie das Geld dafür? Nicht Gott, sondern die Menschen, die sich für ihre Kirche verantwortlich fühlen, unterhalten sie.

Durch den Verlust des Centers änderte ich meine Meinung über die Bezahlung. Ich dachte: Gott will nicht, daß wir bankrott gehen, und ich glaube nicht, daß er will, daß wir ohne Essen und ein Dach über dem Kopf sind. Es wird eher sein Wunsch sein, daß wir ihn angemessen repräsentieren und unseren Unterhalt absichern, ohne unser ganzes Leben auf materielle Dinge auszurichten.

So beschloß ich, ein bescheidenes Honorar zu verlangen, mit dem meine Klienten sich an ihrer Heilung beteiligten. Anläßlich einer meiner zahlreichen Reisen nach Europa wurde ich in Deutschland für eine Radiosendung interviewt, und wir kamen auf das Thema Geld zu sprechen.

Der Journalist fragte mich: «Wie können Sie ein bestimmtes Honorar verlangen, wenn es sich doch um ein Geschenk Gottes handelt?»

Ich sagte zu ihm: «Ich komme aus den Vereinigten Staaten.»

«Ja.»

«Und wie komme ich hierher?»

«Mit dem Flugzeug.»

«Glauben Sie, daß die Lufthansa zu mir sagt: ‹Gene, Sie sind ein Heiler. Nehmen Sie Platz, wir bringen Sie nach Deutschland, damit Sie dort Menschen helfen können?› Ganz bestimmt nicht. Man erklärt mir vielmehr: ‹Mr. Egidio, bitte zahlen Sie für das Flugticket, sonst können Sie nur Leute in Kalifornien heilen.› Kennen Sie jemanden, der sich bereit erklären würde, meine Rechnungen zu bezahlen? Wenn ja, werde ich keinen Pfennig mehr für meine Arbeit verlangen.»

Mein Gesprächspartner hatte darauf natürlich keine Antwort.

Unter dem nächtlichen Himmel von Leningrad ließ ich die vielen Ereignisse Revue passieren, die zu meiner derzeitigen Lage geführt hatten. Ich erinnerte mich an die zahlreichen Lektionen und Rückschläge zu Beginn meines Weges als Heiler. Es schien, als ob mich jede Person, die sich an mich wandte, vor ein ganz spezielles Problem stellte und mir so einen unschätzbaren Einblick in das menschliche Leben verschaffte. Es gab eine schier unermeßliche Anzahl an Problemen, die Menschen sich geschaffen hatten. Meistens waren sie sich nicht bewußt, daß sie selbst dazu beigetragen hatten, und konnten die Lösung nicht ohne weiteres finden.

Manchmal verharrten sie auch dann in ihrer Situation, wenn man ihnen einen Ausweg wies, weil sie traditionelle Muster nicht durchbrechen und einen neuen Weg einschlagen konnten. Oft lassen sich physische Probleme beheben, wenn die emotionale Seite eines Menschen durchleuchtet ist. Denn es ist unwiderruflich so, daß Psyche und Physis eng verbunden sind und unglaubliche Probleme verursachen, wenn sie kein ausgewogenes Verhältnis zueinander finden.

Gab ich nicht acht und überschritt die Grenzen des Beobachters, wurde ich in die Probleme hineingezogen, mit denen die Menschen zu mir kamen.

Ich erinnerte mich an einen Fall, als eine Frau zu einer Heilsitzung kam. Kaum hatte ich sie berührt, verfiel sie in Trance. Es war unglaublich, wie schnell sie in den Deltazustand geriet. Das einzige Problem war, daß sie darin verharrte. Als ich mich in ihren emotionalen Zustand hineinversetzte, begriff ich, daß sie nicht auf Erden bleiben wollte und meine Unterstützung suchte, um diese Welt zu verlassen. Noch nie hatte ich darüber nachgedacht, daß jemand die heilende Energie auf diese Weise verwenden könnte, und ich war überrumpelt und besorgt.

Ich brauchte lange, um die Frau zurückzuholen. Ich arbeitete mit ihr, lockte sie, arbeitete weiter, und drei Stunden später gelang es mir, sie in ihren Körper zurückzubringen. Sobald sie wieder bei vollem Bewußtsein war, bat ich sie aufzustehen, half ihr in den Mantel und brachte sie entschlossen zur Tür.

Diese Erfahrung hatte mich gelehrt, solchen Situationen vorzubeugen. Von nun an legte ich eine Art Schutzhülle um jede Person, bevor ich meine heilende Energie aussandte. Wäre die Frau nicht freiwillig in ihren Körper zurückgekehrt, hätte ich womöglich ihren Tod zu verantworten gehabt; ein Risiko, das ich nicht auf mich nehmen wollte.

Von Zeit zu Zeit, gerade nach solchen Mißgeschicken, suchte ich für eine Weile Abstand und wollte mich wieder meiner Arbeit als Elektroinstallateur zuwenden. Jedesmal geschah es jedoch, daß ich in der Sekunde, in der ich dem Heilen den Rücken kehren wollte, auf Menschen traf, die Heilung suchten. Ich ging die Straße hinunter, ein Rollstuhl stieß mit mir zusammen, und ich half leise und unauffällig. Man brachte einen Kranken bei mir vorbei, und ein anderer hörte davon und bat mich, einem Bekannten zu helfen. Es verlief nach dem Schneeballprinzip. Und wieder stand eine Schlange von Menschen vor der Tür, die mich um Hilfe baten. Ständig wurde ich damit konfrontiert. Ganz gleich, wohin ich ging oder was ich tat, es gab kein Entrinnen. Und so gab ich zögernd nach und setzte meine Arbeit als Heiler fort.

Fünfundzwanzig Jahre lang war ich ein Skeptiker gewesen, Heilkünste, Meditation oder bewußte Ernährung waren Bücher mit sieben Siegeln für mich. Meine zweite Tochter, Annie, interessierte sich dafür und schlug mir vor, sie zu ein paar Versammlungen zu begleiten, die von Organisationen auf dem Gebiet der alternativen Medizin veranstaltet wurden. Ich hörte den Rednern zu, nahm an Meditationen teil und begann langsam einige der Dinge zu verstehen, die mir widerfahren waren. Dennoch fiel es mir schwer, sie zu akzeptieren. Wenn ich heute zurückblicke, begreife ich, daß diese Akzeptanzprobleme eines der größten Hindernisse darstellten, die ich überwinden mußte. Es dauerte lange, bis ich die Tatsache akzeptierte, daß ich Menschen helfen konnte, sich selbst zu heilen und eine positivere Einstellung zu ihrem Leben zu finden.

Manche dieser Kurse sollten den Teilnehmern helfen, die

allen Menschen innewohnenden Heilkräfte zu aktivieren, und ich wußte instinktiv, daß ich die gezeigten Übungen nicht durchführen mußte, denn meine Begabung war bereits voll entwickelt. Ich mußte sie nur annehmen und einsetzen.

Der Heilungsprozeß faszinierte mich ebenso wie das spontane Glücksgefühl, das ich empfand, wenn ein Kranker gesundete. Ich wußte, daß ich die Fähigkeit besaß, das Leben eines Menschen positiv zu beeinflussen, aber ich wußte nicht, wie oder warum gerade *meine* Anwesenheit ihm half. Wenn mir jemand dazu Fragen stellte, fühlte ich mich unwohl und fehl am Platz. Ich konnte keine mit wissenschaftlichen oder medizinischen Fachausdrücken gespickten Unterhaltungen führen, damit war ich überfordert. Ich wußte nur, daß ich Menschen heilen konnte, aber den Ablauf konnte ich nicht erläutern.

Als Kind hatte ich gelernt, daß nur sehr fromme Menschen solche Wunder bewirkten, Menschen, die lange Gewänder und Heiligenscheine trugen. Sie lebten einfach und sehr diszipliniert, einen Großteil ihrer Zeit verbrachten sie mit Gebeten und dem Studium heiliger Schriften. Und da war nun ich, ein typischer Durchschnittsamerikaner, der Freude am Leben nicht abgeneigt, und konnte plötzlich ebenso große Taten vollbringen wie diese tief religiösen Menschen.

Damals verbrachte ich viel Zeit damit, jemanden zu finden, der mir erklären konnte, warum das so war. Niemand hatte eine Antwort darauf. Jeder gestand sein Unwissen ein. Priestern, Rabbinern, Pastoren, Professoren und jedem anderen, der mir zuhören wollte, stellte ich stets die gleiche Frage: «Warum gerade ich?»

Und ich erhielt stets die gleiche Antwort. Alle, die ich um Rat bat, schüttelten den Kopf und sagten: «Ich weiß es nicht.»

Geistliche rieten mir meistens, die Bibel zu lesen und Gott zu befragen. Als nichtreligiöser Mensch war ich mir jedoch nicht sicher, ob ich das Recht hatte, mit Gott zu sprechen, und suchte weiter nach einer Antwort.

Verschiedene Religionsgemeinschaften nahmen Anstoß an meiner Begabung und bezweifelten, daß sie wirklich ein *Ge-*

schenk war und nicht eher ein Fluch. Natürlich konnte mir niemand eine Antwort geben, da diese in mir selber verborgen lag und von mir entdeckt werden mußte.

Erst als ich zur «Spiritualist Church» ging, traf ich auf Menschen, die meine Heilkraft als natürliche Gabe akzeptieren konnten. Sie ermutigten mich, weiterzuarbeiten und meiner Fähigkeit die Chance zur Weiterentwicklung zu geben.

Jahre später hielt ich eine «Offene-Augen-Meditation» ab und bat das Publikum, sich gegenseitig mitzuteilen, was es dabei erlebte. Eine Frau erhob sich und sagte: «Ich habe Sie beobachtet, während Sie Ihre Energie aussandten, und konnte nur eine Lichtform sehen, die sich um Ihren physischen Körper und durch ihn hindurch bewegte. Manchmal war Ihr Körper auch eine einzige Ausdehnung von Licht. Zuerst dachte ich, Sie kämen von einem Raumschiff, aber das stimmt nicht. Bevor Sie geboren wurden, hat eine höhere Macht Sie für diese Tätigkeit auserwählt.»

Das, dachte ich, war eine genauso gute Erklärung für das, was mit mir geschehen war, wie jede andere auch, und eine positive dazu. Ich wünschte nur, ich hätte das früher gehört. Es hätte mir Zeit auf der Suche nach einer befriedigenden Antwort erspart.

Auf jeden Fall wurde ich in eine Lage versetzt, in der ich als Arzt und Ratgeber für Menschen unterschiedlichster Herkunft tätig war. Es ergaben sich viele persönliche Kontakte mit Klienten, die sich mit Fragen der Gesundheit und Lebensproblemen an mich wandten. Ich hatte stets eine Antwort für sie. Doch ich wußte nicht, wodurch mir diese Lösungen vermittelt wurden.

Rief mich jemand eine Woche später an, um zu fragen: «Was hatten Sie noch einmal gesagt, was ich tun sollte?», hatte ich die Lösungen vergessen.

Während ich mich in einen Menschen hineinversetzte, erhielt ich eine Eingebung über das, was nötig war, um ihm zu helfen; aber sobald ich diese Information weitergegeben hatte, war sie aus meinem Gedächtnis gelöscht. Sie gehörte nicht mir, und so konnte ich sie nicht behalten. Es ist nicht leicht, das nachzuvollziehen.

Menschen kamen auf Krücken und in Rollstühlen zu mir, und bald darauf konnten sie wieder laufen, auch mir war das unerklärlich. Oder es kam jemand und sagte: «Ich habe nur noch eine Woche zu leben. Die Ärzte sagen, sie können nichts mehr für mich tun. Bitte, Sie müssen mir einfach helfen.»

Was soll man jemandem in dieser Situation sagen?

Ich wußte, daß jeder Mensch, über den ein solches Todesurteil ausgesprochen wurde, verängstigt, schockiert und frustriert war. Ich konnte seine Hilflosigkeit spüren. Von Mitleid erfüllt, arbeitete ich dann schweigend mit ihm und versuchte zu helfen.

Blieb mir Zeit zum Nachdenken, so wurde mir jedesmal die enorme Verantwortung bewußt. Die Liebe und das Mitgefühl, die ich allen lebenden Kreaturen entgegenbrachte, und der ernsthafte Wunsch, Menschen in Not zu helfen, schienen die Energie zu nähren, die mich durchströmte. Je mehr ich sie nutzte, desto stärker wurde sie und desto weniger Schlaf brauchte ich. Ich bemerkte, daß ich 18 Stunden am Tag arbeiten und mit wenig oder gänzlich ohne Schlaf auskommen konnte. Trotzdem fühlte ich mich ausgeruht und für neue Aufgaben gewappnet. Ich habe niemals jemanden weggeschickt, ganz gleich, um welche Uhrzeit er anrief und ob es um einen Mensch oder ein Tier in Not ging.

Manchmal riefen Leute verzweifelt bei mir an, und ich sagte, sie könnten gern vorbeikommen. Wenn sie dann meine Praxis betraten und mich zum ersten Mal sahen, wunderten sie sich und sagten sinngemäß: «Sie sind ein Heiler? Aber Sie sehen gar nicht so aus, eher wie ein Automechaniker.»

«Auch die wissen ja, wie man etwas repariert», antwortete ich leichthin.

Andere, besonders frühere Bekannte, pflegten zu sagen: «Gene, du heilst jetzt Menschen. Wie machst du das bloß?»

Durch meine Fähigkeiten selbst überrascht und verunsichert, ließ ich den Kopf hängen und sagte: «Ich weiß es nicht, wirklich nicht.»

Noch heute erinnere ich mich an den Wendepunkt, als ich meine Begabung akzeptierte. Es geschah am Vatertag, daß ich den Mut aufbrachte, die Tatsache zu akzeptieren, daß mir eine besondere Rolle im Leben zugedacht war.

Meine Tochter Annie gab eine Party zum Vatertag. Mein Sohn John hatte mich abgeholt und parkte den Wagen in der Einfahrt, während ich schon ausstieg, um hinten durch die Küchentür ins Haus zu gehen. Ich wollte gerade klopfen, als ich Annie schreien hörte. Es war ein Angstschrei. Voller Sorge warf ich mich gegen die Tür und brach sie auf. In der Mitte des Raumes stand Annie, sie hielt ihren viereinhalbjährigen Sohn Anthony in den Armen, das Kind blutete stark aus mehreren Wunden am Kopf.

«Was ist passiert?» rief ich.

«Er wollte einen der Hunde streicheln», sagte Annie, «und sie haben ihn angegriffen.»

Meine Tochter wankte, sie drohte ohnmächtig zu werden. Ich nahm ihr Anthony ab, und wir liefen los.

Die Ärzte in der Notaufnahme warfen einen Blick auf Anthony und schüttelten den Kopf. «Wir können ihm nicht helfen», sagte einer der Assistenzärzte. «Das Gewebe ist stark beschädigt, das muß ein Facharzt für plastische Chirurgie behandeln.»

«Dann holen Sie einen», rief ich.

«Sie brauchen einen Termin, Sir, die Abteilung hat keinen Notfalldienst.»

«Dann rufen Sie doch einen plastischen Chirurgen an», brüllte ich. «Sie sehen doch selbst, daß das Kind sofortige medizinische Betreuung braucht!»

«Wir rufen an und versuchen jemanden zu finden», sagte der andere Assistenzarzt. «In der Zwischenzeit können Sie im Wartezimmer neben der Notaufnahme warten.»

In dem Wissen, daß wir nichts tun konnten, um das Warten zu verkürzen, setzten wir uns und hofften auf das baldige Eintreffen des plastischen Chirurgen. Ich hielt Anthony in meinen Armen, und während wir warteten, sah ich, daß er mit dem Schlaf kämpfte. Ich blickte zu Annie, sie lächelte leer.

Beunruhigung stieg in mir auf. Ich war sicher, sie würde in einen Schockzustand verfallen, aber als ich ihrem Blick folgte und auf meinen Enkel herabsah, bemerkte ich, daß er nicht mehr blutete. Er hielt ganz still, was für einen Vierjährigen sehr ungewöhnlich ist. Ein paar Mal wimmerte er «Mama», blieb jedoch ansonsten ganz ruhig und versuchte nicht, sich aus meinen Armen zu befreien. Als der Arzt eintraf, sah er sich das Kind genau an.

«Das sieht schlimm aus. Es wird eine Weile dauern. Legen Sie ihn im Notfallraum auf den Tisch, damit wir anfangen können», sagte er.

«Auf keinen Fall», sagte ich. «Ich werde ihn halten, und Sie tun Ihre Arbeit.»

Ich wußte, daß der Arzt ihm kein Schmerzmittel geben konnte und der Junge wesentlich weniger leiden mußte, wenn ich ihn hielt.

Anthony mußte mit 197 Stichen genäht werden und schrie nur ein paar Mal bei der Prozedur. Heute hat mein Enkelsohn keine Narben und keine Angst vor Hunden.

Dieses Erlebnis führte dazu, daß ich meine Begabung gänzlich annehmen konnte. Ich hatte meinem Enkel helfen und seine Schmerzen und sein Leiden lindern können, indem ich meine Energie an ihn weitergab.

Das Hin und Her zwischen Elektroinstallateur und Heiler war vorbei. Ich hatte mich entschieden. Ich kannte bereits viele Leute und wurde ständig an verschiedene Orte eingeladen, um Heilungen durchzuführen.

Bekannte aus Los Angeles baten mich, zu kommen und dort Heilungen und Meditationskurse abzuhalten. Trotz der weiten Entfernung willigte ich ein und reiste nach einiger Zeit regelmäßig dorthin. Nachdem ich etwa drei Jahre lang hin und her gependelt war, beschloß ich, ein weiteres Center in Santa Monica zu eröffnen, einer unmittelbar bei Los Angeles gelegenen Stadt.

Ich unterbreitete dem Universum meinen Wunsch nach einem Ort für meine Arbeit, und kurze Zeit später fand ich ein kleines Haus in Santa Monica. Es war ungefähr 20 Autominuten vom internationalen Flughafen von Los Angeles entfernt und für meine Anforderungen wie geschaffen. Es besaß drei Schlafzimmer, die als Behandlungszimmer dienten; das Wohnzimmer wurde in ein Wartezimmer umfunktioniert, und die Küche diente als Büro. Meine Klienten bat ich um ein bescheidenes Honorar in Höhe von 25 Dollar, um die Miete und meinen Lebensunterhalt ohne Schwierigkeiten bestreiten zu können. Als mein Bekanntheitsgrad wuchs, wurde ich in andere Städte in den Vereinigten Staaten und später auch nach Europa eingeladen.

Ich sah, daß überall auf der Welt Heilung notwendig war, und nahm daher die Einladungen an, um die Menschen aufzusuchen. Manchmal konnte ich die Reisekosten nur mit Mühe aufbringen, aber ich setzte meine Arbeit dennoch fort.

Zu dieser Zeit hörte ich in Gedanken immer wieder einen Namen, der mir zugeflüstert wurde. Er lautete Egidio. Nie zuvor hatte ich diesen Namen bewußt vernommen; er klang sehr fremdartig. Oft wiederholte er sich unzählige Male: *Egidio, Egidio, Egidio.* Wurde er mehrmals wiederholt, formte sich vor meinem inneren Auge das ätherische Gesicht eines Mannes. Er hatte einen hohen Haaransatz und sehr kleine Ohren, die eng an seinem Kopf anlagen. Er sah freundlich aus und lächelte mich immer an. Immer, wenn ich das Gesicht sah, durchströmte mich eine angenehme Wärme. Langsam wurde ich von dem Namen und seinem Geheimnis besessen, denn ich konnte die Bedeutung nicht entschlüsseln. Jeden, den ich traf, fragte ich, ob er einen Mann namens Egidio kannte oder ob der Name ihm etwas sagte. Die Antwort lautete immer nein.

An einem Sonntagnachmittag besuchte ich meine Schwestern. Kurz nachdem ich angekommen war, hörte ich diesen Namen wieder, wie der Name gerufen wurde. Dieses Mal hörte das Rufen nicht auf, es wurde so laut, daß ich glaubte, meine Schwestern könnten es ebenfalls vernehmen.

«Hört ihr das auch?» fragte ich beiläufig.

«Nein», sagten sie im Chor. «Was meinst du?»

«Diesen Namen, Egidio. Ich höre ihn ständig, und diesmal so laut und deutlich, daß ich dachte, ihr könntet ihn vielleicht auch hören.»

Sie sahen einander an und brachen in Gelächter aus.

«Was ist daran so lustig?» fragte ich.

Anna Marie holte ein Familienalbum und blätterte es durch, bis sie ein vergilbtes Papier fand, das an den Ecken ausgefranst war. Sie reichte es mir.

«Was ist das?» fragte ich, als ich das Papier in die Hand nahm.

«Lies es.»

Ich beugte mich über das Papier und sah, daß es sich um meine Geburtsurkunde handelte, auf der Egidio stand. Mein offizieller Geburtsname, der Name, der mir am Tag meiner Geburt gegeben worden war.

«Interessant», sagte ich und starrte auf das Papier, «aber das allein kann es nicht sein. Ich habe immer die Vision eines Mannes vor Augen. Er hat schütteres Haar und sehr kleine Ohren. Wißt ihr, wer das sein könnte?»

«Kommt mir nicht bekannt vor», sagte Antonette.

Anna Marie blätterte weiter in dem Fotoalbum. Schließlich fand sie ein Bild, auf dem meine Eltern zusammen mit einem Mann standen, und reichte es mir.

«Wer ist dieser Mann?» fragte ich.

«Das ist der Heiler, der Mutter half, den Tumor zu besiegen, bevor sie mit dir schwanger wurde. Sie war so beeindruckt von seinen Heilkünsten, daß sie ihn bat, dein Taufpate zu werden.»

«Und er hieß Egidio Pasquale», sagte Antonette.

Der Mann auf dem Bild war derselbe, den ich in meinen Visionen gesehen hatte. Beim Betrachten des Fotos kehrte ein tiefer Friede in mir ein.

«Also war Egidio Pasquale ein Heiler und mein Patenonkel, und unsere Eltern beschlossen, mich nach ihm zu nennen?»

«Genau», sagte Anna Marie. «Aber jetzt siehst du, warum wir deine Geschichte so lustig fanden.»

«Ja, ich verstehe, und ist das nicht verblüffend? Egidio Pasquale war ein Heiler, und auch ich übe jetzt diesen Beruf aus. Ich glaube, ich werde den Namen Egidio als Pseudonym annehmen.»

«Meinst du, daß er diese Begabung an dich weitergegeben hat?» fragte Anna Marie.

«Ich weiß es nicht. Aber es sind schon merkwürdigere Dinge passiert», sagte ich.

«Ich finde es eine nette Geste, deinen Patenonkel so in Erinnerung zu behalten und zu ehren», sagte Antonette. «Und schließlich ist es ja auch einer deiner Geburtsnamen.»

«Ich bin so froh, daß ihr mir helfen konntet. Diese Ungewißheit, wer Egidio war oder was der Name bedeutete, hat mich sehr beschäftigt und immer mehr von meiner Zeit in Anspruch genommen. Ich möchte euch danken, daß ihr mir geholfen habt, das aufzuklären.»

«Ich bin froh, daß wir dich so gut kennen und helfen konnten», sagte Anna Marie.

Von diesem Tag an benutzte ich den Namen Egidio. Mir gefiel sein Klang, er paßte zu mir und wurde zum Symbol für mein neues Leben. Den Elektroinstallateur ließ ich für immer hinter mir zurück.

Ich schüttelte die Erinnerung ab und befand mich wieder in Leningrad. In weniger als fünf Stunden sollte ich Heilungen für eine große Menschenmenge abhalten, also mußte ich etwas schlafen. Ich legte mich in das große Bett, kuschelte mich unter die weiße Daunendecke und schloß die Augen. Sofort versank ich in wohligen Schlaf.

Der erste Schritt der Erfüllung

Durch Geräusche im Nebenzimmer wurde ich geweckt. Es kam mir vor, als wäre ich eben erst eingeschlafen. Ich öffnete die Augen und sah den Tag anbrechen in diesem seltsamen Land, dessen Sprache und Sitten mir fremd waren, und doch fühlte ich mich wohl bei der Erkenntnis, daß meine Anwesenheit wichtig war.

Ich stand auf, badete, zog mich an und ging ins Eßzimmer. Es herrschte eine friedliche, glückliche Atmosphäre, die meine Zuversicht in bezug auf meine Anwesenheit in Leningrad noch verstärkte.

«Katrina und Dimitrij haben eine ganze Gruppe von Leuten zusammengetrommelt, die sich heilen lassen wollen», erklärte mir Maria, als ich am Frühstückstisch meinen Tee trank.

«Wir haben einige Freunde gebeten, zu kommen und Ihre heilende Energie zu erleben», ließ Katrina mich durch die Dolmetscherin wissen, «und wir haben den idealen Ort gefunden, die Heldengedenkhalle.»

Ich hatte mit einem historischen Gebäude gerechnet, in dessen Vortragsraum etwa 50 bis 100 Menschen Platz finden würden. Zu meiner Überraschung entpuppte sich die Heldengedenkhalle als majestätischer Theaterbau.

Wir erklommen elegante Marmorstufen, die zu einem imposanten Eingang führten, und wurden auf eine große Drehbühne geführt, die von schweren Samtvorhängen eingerahmt wurde. Der Saal, in den wir schauten, war sehr luxuriös, die drei übereinander liegenden Ränge waren mit Samt ausgekleidet, und als ich den Gang entlang schritt, spürte ich den weichen Teppich unter meinen Füßen.

«Gene», sagte Maria, «Dimitrij und Katrina fragen, wie Sie vorgehen möchten, damit sie den Leuten Bescheid geben können.»

Ich blickte auf das Meer von Gesichtern und stellte mir dieselbe Frage. Normalerweise arbeite ich mit den Leuten, wenn sie entspannt liegen, weil sie dann empfänglicher für die Heilung sind. Wie sollte ich mit all diesen Menschen innerhalb des vorgegebenen Zeitrahmens arbeiten, und das ohne die sonst üblichen Einrichtungen?

Ich mußte eine schnelle Entscheidung treffen, deshalb sagte ich sachlich: «Wir werden die Leute bitten, nur jede zweite Reihe zu besetzen. Auf diese Weise kann ich durch die Reihen gehen und meine Energie weiterleiten, indem ich meine Hände auf ihren Nacken lege.»

Es wurde ein langer Tag, und ich behandelte 1000 bis 1500 Menschen.

Am zweiten Tag sagte ich zu meinen Veranstaltern: «Wir müssen eine einfachere Lösung finden. Es sind zu viele Leute in zu kurzer Zeit. Gestern hat es viel zu lange gedauert.»

Jemand schlug vor: «Wir können Stühle auf die Bühne stellen und die Leute bitten, eine Schlange zu bilden und sich nacheinander hinzusetzen.»

«Nein», sagte ich nach kurzer Überlegung. «Wie wäre es, wenn wir fünfzig Freiwillige suchen, die sich mit dem Gesicht zum Zuschauerraum im Halbkreis aufstellen. Dann bitten wir jeweils weitere fünfzig Leute gruppenweise herauf und lassen sie vor dem Halbkreis stehen. Sagen Sie den Freiwilligen, sie seien für heute als ‹Leutefänger› eingeteilt.»

«Leutefänger?»

Ich merkte, daß ich den Halbkreis wohl näher erläutern sollte. «Ja. Wenn jemand in eine meditative Trance fällt und anfängt zu schwanken oder das Gleichgewicht zu verlieren, kann der Freiwillige ihn oder sie auffangen.»

Meine Dolmetscherin sah mich mit hochgezogenen Augenbrauen an und gab meine Erklärung an Dimitrij und Katrina weiter. Auch sie sahen mich skeptisch an.

Ich fuhr fort: «Manchmal kommt es bei sehr empfindlichen Leuten vor, daß sie von Müdigkeit überfallen werden und einschlafen. Ich möchte verhindern, daß jemand in diesem Zustand stürzt.»

Die Dolmetscherin übersetzte. Dimitrij und Katrina nickten und begannen unverzüglich, die Leute einzuteilen und auf die Bühne zu bitten.

In der Regel arbeite ich mit 10 bis 16 Leuten, die sich in Zweier- oder Fünfergruppen auf verschiedene Zimmer und Liegemöglichkeiten verteilen. Ich decke sie mit bunten mexikanischen Decken zu, die alle Farben enthalten, die Energien zuzuordnen sind. Ich belasse sie eineinhalb bis zwei Stunden in einem meditativen oder manchmal sogar in dem intensiveren Deltazustand. Bei einer solchen Menge von Menschen galt es jedoch, schnell zu arbeiten und ein Maximum an Energie in einem Minimum an Zeit weiterzugeben. Ich wußte, daß sich diese Aufgabe erfüllen ließ, indem ich mich ausschließlich dem Herz-Chakra, das die seelische Verfassung anspricht, und dem Stirnbereich widmete, der das Bewußtsein erhöht. Es sind die wichtigsten Chakras im Körper. Durch die Konzentration auf diese beiden Bereiche würde sich der Heilvorgang auf den ganzen Körper erstrecken.

Ich wies meine beiden Veranstalter an, für diejenigen, die nicht stehen konnten, Stühle auf die Bühne zu bringen, und bat sie, Freiwillige auszuwählen, die Hilfestellung geben sollten, falls jemand anfing zu schwanken.

Der Morgen verlief reibungslos. Ununterbrochen lief ich um den Halbkreis und die Stühle herum.

Mir fiel ein niedliches kleines Mädchen auf, das Schleifen im Haar trug und dessen große Augen mich aus einem runden Gesicht neugierig anstarrten. Ich berührte die Kleine an der Schulter. Sie griff nach meiner Hand und umklammerte meinen kleinen Finger. Dann glitt sie vom Schoß ihrer Mutter herunter und blickte mich mit großen, zutraulichen Augen an. Ich nehme das Kind auf dieser Runde mit, sagte ich zu mir. Sie hielt sich am kleinen Finger meiner linken Hand fest, während wir den Halbkreis abschritten und ich meine rechte Hand auflegte. Als wir zu ihrer Mutter zurückkehrten, saß diese weinend auf dem Stuhl. Maria weinte ebenfalls.

«Warum weint ihr?» fragte ich.

Maria sagte: «Ihre Mutter erzählte mir, daß die Kleine fünf Jahre alt ist und aufgrund einer Krankheit bis heute nicht gehen konnte.»

Ein kleines Mädchen, das fünf Jahre lang nicht gehen konnte, lief jetzt neben mir auf der Bühne. Sie setzte ihre Schritte so sicher, als hätte sie von jeher laufen können.

Sie hielt sich noch immer an meinem kleinen Finger fest und blickte lächelnd zu mir auf. Gene, wessen Hände sind das eigentlich? dachte ich. Mir war bewußt, daß es mir nicht gegeben war, dies zu verstehen. Ich mußte es einfach hinnehmen.

Das Kind griff in meine Hemdtasche, schnappte sich meine letzte Rolle Bonbons und flüchtete über die Bühne auf den Schoß seiner Mutter zurück. Ich hatte die Süßigkeiten für Kinder mitgebracht, die ich besuchen wollte, aber als größtes Kind von allen hatte ich die meisten selbst gegessen. Wie dem auch sei, es war ein wunderbarer Augenblick, der zu meinen deutlichsten und glücklichsten Erinnerungen gehört.

Bei der Versammlung wurden viele Besucher sofort von ihren Beschwerden geheilt. Ich begriff, daß den russischen Menschen eine große Sensibilität innewohnt. Vielleicht deshalb, weil sie nach außen hin kein spirituelles Leben führen durften und es deshalb nach innen lenken mußten. Das Ergebnis ist eine reiche, tiefe Sensibilisierung für alle spirituellen Vorgänge. Diese Menschen nahmen meine Energie freudig und ohne jede Skepsis auf. Es wurde ein langer und erfolgreicher Tag; ich arbeitete mit ungefähr 1700 Menschen.

Maria brachte eine Frau zu mir, die mich unter Tränen anlächelte.

«Was ist geschehen?» fragte ich.

«Diese Frau möchte ihnen sagen, wie froh sie ist, daß die

Menschen hier so offen an dieser Heilungszeremonie teilnehmen. Sie hätte das in der Sowjetunion nie für möglich gehalten und ist darüber sehr glücklich.»

Ich tätschelte den Arm der Frau und dachte insgeheim: Diese Leute wissen wohl nicht, daß ich diese Heilungen ohne offizielle Erlaubnis durchführe.

Die Situation verunsicherte mich nicht, da ich intuitiv wußte, daß den Teilnehmern und mir keine Unannehmlichkeiten daraus entstehen würden. Es war ein unglaublich schönes Gefühl, die Lebensgeister dieser Menschen buchstäblich befreit zu sehen, nicht nur in ihrer physischen Existenz, sondern auch auf emotionaler und spiritueller Ebene; denn es sind diese Ebenen, auf denen die Fesseln gesprengt werden.

Obwohl wir hart arbeiteten, hatten wir auch eine Menge Spaß. Maria arrangierte Stadtrundfahrten durch das historische Leningrad. Ich wurde auch einer Fernsehmoderatorin vorgestellt, die mich für eine landesweit ausgestrahlte Sendung interviewen wollte.

«Können Sie mich im Keller einer verlassenen Kirche treffen? Ich würde dort gern ein Interview mit Ihnen machen», sagte sie.

Ich dachte kurz darüber nach und fand, daß ich nichts zu verlieren hatte. «Okay», sagte ich. «Ich werde kommen.»

Die Kirche befand sich an einem abgelegenen Ort. Es war etwas unheimlich dort, aber wir wollten doch einige Zeit warten. Nachdem wir schon eine Ewigkeit ausgeharrt hatten, sah ich eine einsame Gestalt auf uns zukommen. Sie kam näher, und ich konnte die Umrisse der Journalistin erkennen.

«Es tut mir so leid», flüsterte sie, «ich wurde aufgehalten. Ich wurde beauftragt, eine Story über eine UFO-Landung zu recherchieren.» Sie sprach sehr gut englisch und führte uns in einen verlassenen, leeren Keller. Maria war beunruhigt.

«Oh?» stieß ich überrascht aus.

«Ja, und ich würde gern wissen, was Sie von UFOs halten. Glauben Sie, daß die Leute sich so etwas nur einbilden, oder gibt es sie wirklich?» Sie drückte auf die Starttaste des Aufnahmegeräts.

«Viele Menschen, mit denen ich spreche, halten sie für real», antwortete ich.

«Gelegentlich wird hier über UFOs berichtet, und ich frage mich, ob das auch in anderen Ländern der Fall ist oder nur in Rußland.» Es war ihr sehr ernst mit diesen Fragen. Sie wußte tatsächlich nicht, ob in den USA ähnliche Phänomene beobachtet wurden. Damals hielt der Eiserne Vorhang jegliche Informationen zurück, die sich auf die Regierung auswirken konnten.

«Überall auf der Welt gibt es Leute, die behaupten, sie seien von UFOs entführt worden.»

Atemlos flüsterte sie ins Mikrofon: «Vor weniger als einer Woche wurde ein UFO in einer Stadt weiter nördlich von hier gesichtet. Es landete am hellichten Tag und entführte Kinder, die auf einem Schulhof spielten. Es waren Erwachsene zugegen, die hilflos zusehen mußten.»

«Sie machen wohl Witze», sagte ich.

«Nein, das ist tatsächlich passiert. Gibt es in Amerika Menschen, die auch solche Beobachtungen gemacht haben?»

«Es gibt Leute, die behaupten, entführt worden zu sein, und Bücher über ihre Erfahrungen schreiben. Meines Wissens ist es allerdings nie derart offenkundig vorgekommen, daß ein Raumschiff mitten am Tag gelandet ist und Kinder mitnahm. Hat sich das hier schon häufiger ereignet?»

«Ja», sagte sie. «Es gibt Berichte über ähnliche Vorkommnisse an verschiedenen Orten in Rußland.»

«Können Sie mir mehr darüber erzählen?»

«Leider nicht. Alle Aufzeichnungen zu diesem Thema werden unter Verschluß gehalten. Die Regierung wird wohl ihre Gründe haben, warum solche Ereignisse nicht publik gemacht werden.»

«Aber diese Aufzeichnungen sind wichtig, man weiß nie, ob man sie nicht einmal brauchen kann.»

«Werden in Ihrem Land solche Aufzeichnungen verwahrt?»

«Ja und nein. In den vierziger Jahren rief die amerikanische Luftwaffe im Rahmen ihres UFO-Untersuchungsprogramms das ‹Projekt Sign› ins Leben, das später in ‹Projekt Blaubuch› umbenannt wurde. Damit sollte eine logische Erklärung für ungefähr 13 000 Erscheinungen gegeben werden, die in den Jahren 1947 bis 1969 von amerikanischen Bürgern gemeldet wurden.»

«Also erkennt Ihre Regierung die Existenz von UFOs an?» fragte sie.

«Nein, nicht wirklich. Im Grunde wurde versucht, die Erscheinungen als Wetterballons, Gasansammlungen in Sumpfgebieten, Geheimwaffen anderer Länder und ähnliches abzutun. Es gibt private Organisationen, die solche Erscheinungen dokumentieren, weil sie glauben, die Luftwaffe verheimliche der Bevölkerung wichtige Fakten.»

«Und was glauben Sie?»

«Ich glaube schon, daß UFOs möglicherweise auf der Erde landen, aus welchem Grund auch immer.»

«Wollen sie uns beherrschen? Streiten unsere Regierungen ihre Existenz deshalb so vehement ab, weil die Außerirdischen bereits mit Kabinettsmitgliedern dieser Regierungen Kontakt aufgenommen haben und sie glauben, eine Veröffentlichung hätte eine Massenhysterie zur Folge?» fragte sie.

«Das mag sein. Doch wenn Menschen einander täuschen, sieht es manchmal so aus, als wären die Gründe dafür sehr komplex, dabei geht es in der Regel fast immer um persönliche Bereicherung zu Lasten anderer.»

«Sie glauben also, daß Regierungsmitglieder vielleicht Abkommen mit den Außerirdischen geschlossen haben, nach dem Motto ‹Wir lassen euch mit der Bevölkerung experimentieren, wenn ihr uns dafür neue Technologien bringt›?»

«Das wäre eine Möglichkeit. Bei Versuchen mit Menschen wären dann wahrscheinlich *Genetik* und *Klonen* die Schlüsselworte. Das ist wirklich ironisch, wenn man realistisch darüber nachdenkt. Wir hätten gern Zugriff auf die Technologien, die von höheren Zivilisationsformen entwickelt wurden, und sie möchten unsere DNS, die ein unvorhersehbares emotionales Gefüge beinhaltet», erklärte ich.

«Wenn sie nur Freiwillige für solche Experimente mitnähmen, wäre das auch in Ordnung. Aber es ist etwas anderes, eine zufällige Auswahl zu treffen und Menschen gegen ihren Willen zu verschleppen. Kann man etwas gegen diese Entführungen tun?»

«Es sieht nicht so aus. Aber ich glaube, daß die menschlichen Schwächen unsere stärkste Waffe gegen diesen unwillkommenen Besuch sind. Wir Menschen sind emotional in der Lage, in Sekundenschnelle von einem ruhigen Glückszustand in rasende Wut zu verfallen, und Außerirdische können diese Art von Energie nicht verstehen und nicht mit ihr umgehen.»

«Haben Sie bereits eine solche Erfahrung gemacht?» fragte sie vorsichtig.

«Nein», antwortete ich. «Was ich Ihnen sage, beruht auf einer spontanen Eingebung, die ich nicht konkret beweisen kann.»

Damit ließen wir das Thema UFOs fallen und begannen die verschiedenen Aspekte von Krankheiten zu erörtern.

«Was unternehmen Sie, wenn Sie krank werden?» fragte ich sie.

Sie zögerte. «Es kommt auf die Krankheit an.»

«Was sehen Sie, wenn Sie mich betrachten?»

«Ich sehe Gene Egidio.»

«Ja, aber wie erkennen Sie mich?»

«Ich sehe Sie einfach, mit meinen Augen.»

«Mit anderen Worten, Sie sehen ein Bild, nicht wahr?»

«Ja, ich sehe ein Bild von Ihnen.»

«Was würde geschehen, wenn Sie ein Bild von sich selbst in ausgezeichnetem Gesundheitszustand sehen: Sie joggen, laufen, spielen Volleyball oder schwimmen? Was geschieht, wenn Sie dieses Bild vor Augen haben? Sie sehen sich bei bester Gesundheit und haben eine rosige Gesichtsfarbe. Sie strahlen Wohlbefinden und Glück aus, die das Geburtsrecht jedes Menschen sind.»

«Vermutlich würde ich mich bei dem Gedanken, daß ich so gesund bin, sehr wohl fühlen», antwortete sie.

«Dieses Bild sollten Sie sich jeden Tag vor Augen halten. Nehmen Sie sich morgens und abends ein paar Minuten Zeit, und stellen Sie sich vor, Ihnen ginge es bestens. Schließlich ist eine Krankheit nur ein Bild in Ihrer Vorstellung, das Ihnen suggeriert wird. Wenn Sie dieses Bild nach Ihrem Ideal ändern, wird sich Ihre Gesundheit deutlich verbessern.»

Dann sprachen wir über alltägliche Probleme. Ganz gleich, welche Sprache wir sprechen oder wo wir leben, wir haben doch alle ähnliche Probleme im Alltag, die wir auf bestimmte Art und Weise meistern müssen. Das schafft natürlich gemeinsame Bande.

Als sie erkannte, daß ich die gleichen Probleme hatte wie sie, konnten wir uns über Lösungsmöglichkeiten unterhalten. Am Ende des Interviews waren wir zu dem Schluß gekommen, daß der einzige Unterschied zwischen uns die Tatsache war, daß wir verschiedene Laute äußerten, um zu kommunizieren.

«Ich würde dieses Interview gern landesweit senden», sagte sie, «aber ich werde nicht alles verwenden können, was wir besprochen haben.»

Ich lächelte und sagte: «Das ist überall so, meine Liebe, dafür sind Redakteure da.»

Sie erwiderte mein Lächeln. «Ich bin froh, daß Sie meine Situation verstehen.» Plötzlich wurde sie ernst, nahm mich am Arm und flüsterte: «Können Sie mir helfen, das Rauchen aufzugeben?»

«Selbstverständlich», sagte ich.

«Aber wie? Was kann ich tun?» fragte sie.

«Sie nehmen einfach keine Zigarette mehr in den Mund», sagte ich.

Sie sah mich an und begann zu lachen. Sie lachte so heftig, daß sie ihr Mikrofon fallen ließ.

Ich wartete, bis sie es aufgehoben hatte, und sagte: «Ich möchte Ihnen eine Geschichte erzählen. Früher war ich ein starker Raucher, der nicht nur drei Päckchen Zigaretten am

Tag konsumierte, sondern zusätzlich auch noch fünf Zigarren rauchte. Und ich trug immer eine Pfeife bei mir, falls mir die Zigaretten ausgingen. Eines Abends saß ich zigarrerauchend im Wohnzimmer und las die Zeitung. Ich bemerkte, wie meine älteste Tochter, die damals sieben Jahre alt war, schniefend in der Ecke saß. Dann fing sie an zu weinen. Ich legte die Zeitung beiseite und hockte mich neben sie.

‹Diane›, sagte ich. ‹Was ist denn?›

‹Daddy, du wirst sterben.›

‹Nein, ich werde noch lange hier sein. Warum glaubst du, daß ich sterben werde?›

‹Ich weiß es, weil wir heute in der Schule einen Film gesehen haben. Und die Leute im Film haben gesagt, daß deine Lungen schwarz werden und du umfällst und stirbst, wenn du rauchst. Und, Daddy, du rauchst ganz viel. Ich will nicht, daß du stirbst, weil ich dich so liebhabe.›

Ich nahm die Zigarre aus dem Mund und drückte sie im Aschenbecher aus. Dianes Bitte hatte mich tief bewegt. Danach hatte ich nie wieder Lust zu rauchen. Diese kluge Siebenjährige hat mein Leben gerettet, denn sie hat mir meine schlechte Angewohnheit im Nu ausgetrieben. Aber die Geschichte ist hiermit nicht zu Ende. Kennen Sie das Sprichwort: ‹Wer im Glashaus sitzt, soll nicht mit Steinen werfen?› Das hat sich bei uns auch so zugetragen.

Mit achtzehn kam Diane eines Abends mit einer Zigarette im Mund nach Hause. Ich sah sie an und fragte: ‹Diane, hast du eine Zigarette für mich?›

‹Aber Daddy, du rauchst doch gar nicht›, sagte sie.

‹Erinnerst du dich, warum ich nicht mehr rauche? Erinnerst du dich, daß du mit sieben Jahren zu mir gesagt hast, daß meine Lungen schwarz würden und ich sterben müßte?›

Verlegen drückte sie die Zigarette aus und hat bis zum heutigen Tag nicht mehr geraucht.

Wenn Sie das Rauchen aufgeben wollen, müssen Sie nur einen Tag lang aufhören. Das schaffen Sie doch, oder?»

Die Journalistin nickte.

«Okay, Sie hören einen Tag auf. Am nächsten Tag hören Sie wieder für einen Tag auf und am dritten Tag wieder. Schließlich halten Sie so auch einen vierten Tag durch und so weiter. Immer für einen Tag. Sie werden sehen, daß Sie niemals wieder eine Zigarette anzünden müssen, weil Sie es geschafft haben, einen Tag lang nicht zu rauchen.»

«Das ist ein interessanter Ansatz», sagte die Journalistin. «Schön, ich werde es versuchen.»

«Gut», erwiderte ich. «Ich glaube nicht, daß Sie enttäuscht sein werden.»

Ein interessanter Nachtrag zu diesem Interview und unserer Diskussion über UFOs: Später fand ich heraus, daß zwei UFOs am selben Abend in der Nähe von Leningrad gelandet waren.

Das zeigt sehr deutlich, welche Macht die Gedanken haben: Indem wir die Möglichkeit in Erwägung zogen, daß es Außerirdische geben könnte, waren wir auf einmal in der Lage, ihre physische Existenz – und ihr Raumschiff – zu visualisieren. Unsere mentalen Beobachtungen und Gedanken hatten sich unwillkürlich als physische Realität manifestiert, die von allen gesehen werden konnte.

Das Waisenhaus

Als ich mit Dimitrij und Katrina meinen Terminplan durchging, fragten sie mich, ob ich ein Waisenhaus für Kinder besuchen wollte.

«Gern», sagte ich sofort.

Nach kurzem Zögern besprachen sie sich mit Maria, der Dolmetscherin.

«Es handelt sich um ein Waisenhaus, in dem 475 behinderte Kinder untergebracht sind», sagte Maria und sah mich an, als wolle sie meine Reaktion testen.

«Meine Intuition sagt mir, daß es eine gute Idee ist», antwortete ich.

«Gut, dann werden wir das veranlassen.»

Der Tag unseres Besuches im Waisenhaus stand bevor. Es lag außerhalb der Stadt, und so kamen wir in den Genuß einer angenehmen Fahrt durch die Vororte aufs Land hinaus. Wir nahmen eine malerische Route an der Bucht entlang, stets mit Blick auf eine der vielen Wasserstraßen. Die Aussicht war atemberaubend. Die historische Architektur in Leningrad gehört zu den schönsten der Welt, und ohne Zweifel verdient die Stadt den Beinamen «Venedig des Nordens».

Die majestätischen Bauwerke, die das Stadtbild prägen, wurden offensichtlich von Menschen entworfen, deren Vorstellungskraft die Freude am kreativen Schaffen und die Begeisterung für das Spirituelle umspannte und die über die technischen Fähigkeiten verfügten, um diese Vision in eine physische Form umzusetzen, die von allen gesehen werden konnte.

Unter der Herrschaft Peters des Großen wurden die Pläne für die Errichtung dieser prächtigen Bauten umgesetzt. Um 1700 bereiste er England, Frankreich, Deutschland und Holland. Die majestätische Erhabenheit der westlichen Kultur, insbesondere der Architektur, beeindruckte ihn tief. Bei seiner Rückkehr nach Rußland beschloß er, die große Kultur des Westens ins eigene Land zu holen. Als eine der ersten Städte der Welt wurde Leningrad vor der Errichtung geplant. Die Anlagen umfaßten nicht nur Gebäude, sondern auch Kanäle, Wasserwege und Straßen. Dann holte Peter der Große den errichteten Gebäuden entsprechend die Bevölkerung, Aristokraten, Handwerker und Händler, ins Land. Es wurden keine Kosten gescheut, was die Isaaks-Kathedrale deutlich belegt. Ihre Kuppel ist mit einhundert Kilogramm puren Goldes verziert, und wenn die Sonne darauf scheint, ist ihr strahlender Widerschein imstande, den Betrachter in eine andere Dimension zu versetzen. Während ich diese luxuriöse Aussicht genoß, stellte ich fest, daß es keine Holzbauten gab.

«Warum ist nichts davon zu sehen, daß mit Holz gebaut wurde?» fragte ich Maria.

«Diese Stadt wurde unter der Leitung Peters des Großen gebaut, und da er sie für die Ewigkeit errichten wollte, verbot er jedes Baumaterial außer Stein. Wenn jemand dabei erwischt wurde, daß er auch nur einen Holzbalken für ein Gebäude verwendete, wurde er sofort nach Sibirien verbannt», erklärte Maria.

«Diese Bauten haben dem Zahn der Zeit eindeutig widerstanden.»

«Ja, die Vision des Zaren war auf die Zukunft ausgerichtet. Leider haben viele Menschen ihr Leben dafür eingebüßt, daß seine Vision Wirklichkeit wurde.»

«Die Zahl der Kirchenbauten ist erstaunlich hoch.»

«Das stimmt. Das russische Volk war und ist immer noch sehr religiös.»

Beim Weiterfahren entdeckte ich eine abseits gelegene kleine Kirche. «Werden hier noch Messen abgehalten?»

«Nein, heute ist sie eher wie ein Museum. Wir können anhalten und sie ansehen, wenn Sie möchten.»

«Ja, gern.»

Maria bat den Fahrer anzuhalten. Ich stieg aus dem Wagen und ging zum Eingangsportal. Als ich den Griff berührte, schwang die Tür langsam nach innen. Beim Betreten der Kirche konnte ich die Energie früherer Tage spüren, eine positive Energie, und war froh, daß wir angehalten hatten. Wir zündeten jeder eine der kleinen grauen, etwa bleifstiftgroßen Kerzen an und warfen Geld in den dafür vorgesehenen Holzkasten; dann setzten wir unseren Weg fort.

Das Waisenhaus stand einsam mitten auf einer Wiese. Welch ein geeigneter Platz für ein Kinderheim, dachte ich, ein Platz, rundum von der Natur umgeben. Das sanfte Grün der Wiesen übt sicherlich eine beruhigende Wirkung auf Kinder aus und bietet ihnen gleichzeitig einen Spielplatz, der frei von der Verschmutzung der Städte ist. Wir hielten vor dem Gebäude und wurden von einem gutgekleideten Herrn in Empfang genommen. Er strahlte Güte aus, die seinen strengen Gesichtsausdruck milderte. Er stellte sich als Direktor des Waisenhauses vor und hieß uns herzlich willkommen.

Ich stieg aus dem Wagen und reichte ihm die Hand. «Ich bin Gene Egidio», sagte ich und lächelte.

Ein breites Lächeln erhellte sein Gesicht, als er meine Hand schüttelte. «Ich bin Jurij Borisow.»

Meine Begleiter stellten sich ebenfalls vor, und Jurij führte uns ins Haus. Während wir die Eingangshalle durchschritten, eilten mehrere Leute an uns vorbei, die alle freundlich lächelten. Sie vermittelten mir einen positiven Eindruck von der Atmosphäre im Waisenhaus. Jurij bat uns in sein Büro. Die Einrichtung ließ erkennen, daß er ein wahrer Anhänger des Kommunismus war; ich erblickte eine Leninbüste und Bilder weiterer kommunistischer Führungspersönlichkeiten. Er bedeutete uns, Platz zu nehmen. Ich setzte mich und er begann durch Vermittlung der Dolmetscherin sofort eine glühende kommunistische Propagandarede zu halten. Jurij war der Ansicht, die kommunistische Weltanschauung sei das Werk eines Genies, insbesondere die Kommune, in der alle Besitztümer geteilt würden.

«Es ist richtig, allen Besitz mit seinen Nachbarn zu teilen», erklärte er mir.

Ich nickte. Das erinnert an die christlichen Lehren, die Jesus uns hinterlassen hat, dachte ich insgeheim.

Ich hörte den Ausführungen Marias eine Weile zu. Dann stand ich auf und klopfte Jurij auf die Schulter. «Jurij», sagte ich, «unter Freunden ist es nicht notwendig, so viel zu reden. Ich bin wegen der Kinder gekommen. Was kann ich für sie tun?»

«Ah, wir haben sie auf Ihre Ankunft vorbereitet», sagte er. «Bitte folgen Sie mir, ich werde Ihnen das Waisenhaus zeigen.»

«Gut.»

Wir gingen durch die verschiedenen Abteilungen. Jurij wandte sich an die Dolmetscherin, die mir berichtete, wie viele Kinder in einer Abteilung untergebracht waren und welche Ziele und Bedürfnisse sie hatten.

Ich war von dem Programm ziemlich beeindruckt. In diesem Waisenhaus lebten sowohl geistig als auch körperlich behinderte Kinder, und die Zielsetzung war, sie für ein Leben in der Außenwelt vorzubereiten. Das Programm war genial konzipiert. Läden, Straßenbahnen und Busse waren nachgestellt, um den Kindern beizubringen, wie sie einkaufen und Transportmittel benutzen konnten, wenn sie ins Leben entlassen wurden.

Es gab auch ein Ausbildungsprogramm. Die Mädchen wurden in Handarbeiten, Stricken und im Umgang mit Maschinen zur Bekleidungsherstellung unterwiesen. Die Jungen lernten mit Werkzeugen in den Bereichen Schreinerei, Bauhandwerk und Autos umzugehen. In einem Raum standen Computer, an denen Kinder mit geringerem Behinderungsgrad lernen konnten. Ich erfuhr, daß es nicht genug Computer gab, so daß die Ausbildung in diesem Bereich begrenzt war.

Während wir durch die Abteilungen gingen, bat Jurij die Kinder, in ihre Schlafräume zu gehen und dort auf den Betten liegend auf mich zu warten, damit ich ihnen meine Energie weitergeben könne. Die Kinder genossen das Erlebnis sehr, und der Energieaustausch zwischen uns funktionierte ausgezeichnet. Als Jurij sah, daß die Kinder Spaß daran fanden, räumte er mir soviel Zeit ein, wie ich benötigte, um mit ihnen zu arbeiten.

In einem Klassenzimmer stellten die Mädchen schöne Makramee-Arbeiten her. Stolz zeigten sie ihre Werke, und ich bemerkte: «Sie sind wirklich schön. Ihr solltet auf den Markt gehen und sie verkaufen. Mit diesem Geld könnte man mehr Computer kaufen.»

Die Dolmetscherin gab das an Jurij weiter, der daraufhin lachte und sagte: «Typisch, diese Kapitalisten.»

Maria erzählte mir, was er gesagt hatte, und da mußten wir beide lachen.

Natürlich betrachteten wir die Welt von gegensätzlichen Standpunkten aus. Jurij glaubte, daß Kapitalisten einzig und allein auf Profit aus seien, während ich dachte, was für eine Schande es sei, daß diese Kinder nicht mehr aus sich machen konnten, weil an einem Ideal festgehalten wurde, das kapitalistische Praktiken ausschloß, selbst wenn diese sich als nützlich erweisen konnten.

Jurij wußte, daß meine Anschauung der seinen genau entgegengesetzt war, und doch behandelte er mich freundlich und gab mir zu verstehen, daß er mit mir zusammenarbeiten würde.

Wir setzten unseren Rundgang durch das Waisenhaus fort. Auf jeder Abteilung konnte ich sehen, daß die Kinder gut behandelt wurden. Es war offensichtlich, daß es für viele dieser Kinder bereits eine große Leistung war zu lernen, auf sich selbst zu achten, und daß sie bestenfalls einen geringen Beitrag zur Gesellschaft leisten konnten. Und doch wurden sie mit Respekt behandelt und zeigten sich als sehr zufrieden und wohlerzogen.

In einem größeren Raum, der als Spielzimmer diente, sagte Jurij, nachdem er sich allgemeines Gehör verschafft hatte: «Kinder, ich habe eine Überraschung für euch. Ein Mann aus Amerika besucht uns heute. Wollen wir unseren Gast begrüßen?»

Die Kinder antworteten im Chor auf englisch. «Hello and welcome.»

Ich antwortete mit einem Lächeln. «Hallo, Kinder», sagte ich. «Was spielt ihr denn gerade?»

Sie lachten, kicherten und quietschten vor Freude.

Ich kniete mich neben ein kleines Mädchen, hob ein Bauklötzchen auf und reichte es ihr. Als sie es nahm, klopfte ich ihr auf den Rücken. Sie drehte sich freudig um und umarmte mich. In diesem Augenblick tauschten wir positive Energien aus und es vollzog sich mental eine Heilung, als unsere Auren sich erweiterten und berührten, und physisch durch die magnetischen Kräfte zwischen uns.

Ich behandelte jedes Kind im Raum durch direkten Kontakt. Jurij, das war ersichtlich, war froh, daß die Kinder so vergnügt waren. Mit Hilfe der Dolmetscherin sprach ich jedes Kind einzeln an, und durch meine Anwesenheit im Raum konnte jedes Kind auch nach dem Einzelkontakt weiter heilende Energie empfangen. Die Arbeit mit Kindern unterscheidet sich ein wenig von der mit Erwachsenen. In der Regel ermüden Erwachsene nach dem Empfang meiner Energie. Im Gegensatz dazu erhalten Kinder plötzlich einen Energieschub und toben munter herum. Im großen und ganzen hatten wir einen angenehmen Tag und viel Spaß.

Als ich die Arbeit mit den Kindern beendet hatte, sagte ich: «Nun, Jurij, was ist mit Ihnen, wollen Sie auch?»

Er lächelte mich breit an und ließ durch Maria ausrichten, er sei heute zu beschäftigt.

Meine Hand ruhte auf seiner Schulter, und als er seinen Satz beendet hatte, war seine Heilbehandlung bereits abgeschlossen.

Er blickte mich an und sagte: «Wissen Sie, ich fühle mich auf einmal so müde. Ich glaube, ich muß mich kurz hinlegen.» Einer seiner Mitarbeiter übernahm die weitere Führung.

Ich lächelte und nickte verständnisvoll. Das Bedürfnis nach Ruhe war durch die Energie entstanden, die ich an ihn weitergeleitet hatte. Ungefähr eine Stunde dauerte sein heilender Schlafzustand, dann kam er uns auf dem Gang entgegen, um uns wieder in sein Büro zu führen.

Er deutete mit einer Bewegung an, ich möge mich setzen,

und erklärte Maria eilig: «Bitte sagen Sie ihm, er soll warten. Ich bin in ein paar Minuten zurück.»

Ich nickte und sagte: «Ich werde hier sein, wenn Sie wiederkommen.»

Er kam mit seiner Familie zurück und blickte mich vertrauensvoll an. «Können Sie auch meine Familie behandeln?»

«Natürlich, der nächste, bitte», sagte ich fröhlich.

Ich war froh, daß er mich und meine Arbeit akzeptierte. Hier war ein Mann, der sich dem Kommunismus verschrieben und dafür Gott den Rücken gekehrt hatte. Aber dennoch war er fähig, seine Anschauungen beiseite zu lassen und mich zu akzeptieren.

Ich gab seiner Familie ein Zeichen, sich zu setzen. «Jetzt sind Sie an der Reihe», sagte ich zu seiner Frau. Ich arbeitete ungefähr eine Dreiviertelstunde lang mit seiner Familie, während er zusah und lächelte.

Nachdem ich die Behandlung abgeschlossen hatte, lud er uns noch zu einem ausgezeichneten Abendessen ein. Er konnte sich Fleisch leisten, und es gab hausgemachte Nudeln und eine vortreffliche Suppe.

Auf dem Weg zurück nach Leningrad blickte ich versonnen auf einen schönen Tag zurück. Wir waren eingeladen worden, jederzeit wiederzukommen; das gute Gefühl beruhte also auf Gegenseitigkeit.

Die Nachricht von meiner Arbeit im Waisenhaus verbreitete sich schnell, und immer mehr Menschen kamen, um mich zu sehen. Am nächsten Tag brachte eine Frau ihren Sohn mit. Er war etwa 24 Jahre alt und litt an einer schweren Sprachstörung. Ich arbeitete eineinhalb Stunden mit ihm. Als er aus der heilenden Trance erwachte, konnte er einwandfrei sprechen.

Seine Mutter war begeistert. Sie wandte sich zu mir und fragte mich: «Wie reisen Sie nach Moskau zurück?»

«Mit dem Zug», antwortete ich.

«Ich werde Ihnen Flugtickets besorgen. Das ist schneller und bequemer als der Zug.»

«Das wäre sehr nett», sagte ich.

Wegen der Kosten und des hohen bürokratischen Aufwands, der mit der Beschaffung von Tickets verbunden war, hatte ich keine gekauft, und ich glaubte nicht daran, daß sie welche besorgen konnte. So maß ich ihrem großzügigen Angebot keine weitere Bedeutung zu.

Zwei Tage später rief sie an. «Ich habe Ihre Tickets», sagte sie. «Wann können Sie vorbeikommen, um sie abzuholen?»

Es stellte sich heraus, daß sie beim Mariinskijtheater arbeitete, in dem Opern- und Ballett-Inszenierungen aufgeführt werden. Sie war für die Tourneeplanung des Balletts verantwortlich und hatte beste Kontakte. Sie besorgte uns sogar besonders gute Sitze, wir saßen ganz vorn auf den Reserveplätzen für Piloten. Die Rückreise nach Moskau verlief reibungslos, was wir dieser großzügigen Dame zu verdanken hatten.

Am späten Abend landeten wir auf dem Moskauer Flughafen und fuhren direkt zum Hotel. Ich freute mich auf ein Bad und eine geruhsame Nacht.

Als wir beim Hotel ankamen, waren KGB-Leute vor dem Eingang postiert. Das Hotel war also gut bewacht. Man mußte sich ausweisen, um eingelassen zu werden.

An der Rezeption streckte der Portier die Hand nach meinem Paß aus, den ich ihm im Glauben überließ, er werde ihn prüfen und mir zurückgeben. Statt dessen legte er ihn unbesehen in eine Schachtel.

«Moment mal, ich hätte gern meinen Paß wieder», sagte ich.

«Tut mir leid», sagte er, «so sind die Vorschriften. Nur wenn Sie Ihren Paß abgeben, erhalten Sie einen Zimmerschlüssel.»

Ich sah Maria an, die mit den Schultern zuckte. «Vorschrift ist Vorschrift», sagte sie.

In Gedanken stellte ich mir vor, daß mein Paß verlorengehen und ich nicht mehr aus Rußland ausreisen könnte. Aber ich war so müde, daß ich das Risiko auf mich nahm. «Kann ich dann bitte meinen Schlüssel haben?»

«Selbstverständlich. Der Page wird vorangehen und Ihr Gepäck tragen. Folgen Sie ihm einfach.»

Ich bedankte mich und folgte dem Pagen. Mein heißes Bad war in greifbare Nähe gerückt.

Auf unserer Etage angekommen, verabschiedete ich mich von Maria, und wir bezogen unsere jeweiligen Zimmer. Etwa fünf Minuten später klopfte es. Als ich öffnete, stand dort eine kleine Frau mit einem Kind auf dem einen Arm, unter dem anderen trug sie ein in Zeitungspapier gewickeltes Päckchen. Sie redete in schnellem Russisch auf mich ein und zeigte mit dem Päckchen auf das Kind.

«Langsam», sagte ich. «Ich hole die Dolmetscherin.» Mit der Hand bedeutete ich ihr zu warten.

Sie stand geduldig neben der Tür, während ich den Gang hinunterlief. Mit Maria im Schlepptau kehrte ich zurück und bat die Frau herein.

Sie war unauffällig gekleidet, mit einem langen braunen Rock und dunklem Pullover über einer einfachen weißen Bluse. Ihre langen Haare wurden von einer Spange aus Schildpatt zurückgehalten. Sie trug kein Mape-up, und ihr Gesicht sah gesund und rosig aus. An ihrer Haltung konnte man Entschlossenheit ablesen, aber ihr junges Gesicht machte einen sorgenvollen Eindruck.

«Ich habe von Ihrer Arbeit in Leningrad gehört», übersetzte Maria. «Sie waren es, der die Vogelschwärme hervorgerufen hat, und Sie haben viele Menschen behandelt und ihnen geholfen.»

Ich nickte lächelnd.

«Mein Kind ist krank, und ich möchte Sie bitten, ihm zu helfen. Die Ärzte können nicht feststellen, was es hat», fuhr sie fort.

Ich lächelte und nahm ihr das Mädchen ab. Sie war vielleicht drei Jahre alt und hatte keine Angst, an einen Fremden weitergereicht zu werden. Sie ließ sich im Arm halten und lächelte mich herzlich an. Ich arbeitete ungefähr 15 Minuten mit ihr und legte sie aufs Sofa, als ich merkte, daß sie einschlief. Nach etwa 45 Minuten wachte sie wieder auf. Ich hob sie hoch, spürte, daß ihre Chakras wieder optimal harmonierten, und gab sie ihrer Mutter zurück, die sich auf russisch bedankte. Dann reichte sie mir das Zeitungspäckchen, das sie die ganze Zeit gehalten hatte.

«Danke», sagte ich und nahm es an.

Nachdem sie gegangen war, konnte ich meine Neugier nicht länger zügeln und begann den Inhalt zu erkunden. In drei Schichten Zeitungspapier war ein geräucherter Fisch eingewickelt, komplett mit Kopf und Flossen. Ich betrachtete ihn schweigend und drehte mich zu Maria um.

«Das», erklärte sie, «ist eine russische Delikatesse. Sie werden heute abend sehr gut essen. Die Gegend, aus der die Frau stammt, ist zirka 650 Kilometer von Moskau entfernt und für ihren geräucherten Fisch bekannt.»

«Wollen Sie sagen, daß sie über 600 Kilometer mit dem Kind auf dem einen und dem Fisch unter dem andern Arm gereist ist?»

«Es sieht so aus», sagte Maria, nicht sonderlich erstaunt.

«Ich bin sehr beeindruckt, aber ich muß zugeben, daß mir der Gedanke nicht behagt, etwas zu essen, das mich anstarrt. Vielleicht möchten Sie den Fisch haben?»

Ihre Augen leuchteten auf, dann sagte sie: «O nein, das ist ein Geschenk für Sie, weil Sie dem Kind geholfen haben.»

«Wir können ja teilen.»

«Gut, dann nehme ich ihn und bereite ihn so zu, daß keine Fischaugen Sie anstarren.»

«Das ist eine gute Idee», antwortete ich.

Wir verbrachten viele solcher Abende. Ich erfuhr, daß die Leute in dieser Jahreszeit der «Weißen Nächte» selten mehr als zwei oder drei Stunden schlafen, da es fast 24 Stunden am Tag hell ist.

Moskau

Am ersten Morgen meines Aufenthalts in Moskau traf ich Pjotr Stroganow. Er hatte sich bereit erklärt, Räumlichkeiten in Moskau zu organisieren, in denen ich arbeiten konnte. Mein kalifornischer Klient hatte ihn auf einer seiner zahlreichen Geschäftsreisen nach Rußland kennengelernt und den Kontakt hergestellt, bevor ich aus den Staaten abreiste.

Nach der Begrüßung sagte Pjotr: «Ein paar Leute haben sich im Keller meines Wohnhauses versammelt. Können wir dort eine Sitzung abhalten, bevor wir zum Athleten-Club fahren?»

«Von mir aus gern», sagte ich.

«Der Fahrer weiß Bescheid und wartet draußen auf uns.»

«Dann wollen wir ihn nicht länger warten lassen», erwiderte ich und ging voraus zum Auto.

Nach unserer Ankunft wurde ich im Keller des Hauses durch einen verwinkelten, engen Gang geführt. Am Ende des Gangs klopfte Pjotr an eine verschlossene Tür, die sogleich geöffnet wurde, um uns einzulassen. Ebenso rasch wurde sie hinter uns verschlossen.

Wie merkwürdig, dachte ich, wozu plötzlich diese Geheimhaltung?

Es waren mehr Leute versammelt, als ich in der vorgesehenen halben Stunde behandeln konnte. Ich richtete ein paar Worte an sie, dann stellte ich einen Stuhl auf den Tisch, stieg hinauf und setzte mich.

«Wir halten eine Meditation mit offenen Augen ab», erklärte ich, und Maria übersetzte.

Ich wußte, daß Meditation völlig fremd für diese Leute war, und konnte mir genau vorstellen, was sie dachten. «Sie finden das komisch, wie ich hier auf diesem Tisch sitze, nicht wahr?» fragte ich.

In der Menge wurde vereinzelt zustimmend genickt.

«Nun, es gibt einen Grund, warum ich hier sitze. Von diesem Tisch aus kann ich Sie alle sehen. Der Sinn einer Meditation mit offenen Augen ist, jedem von Ihnen Energie zu senden. Energie kann ich nämlich auch durch meine Augen aussenden, nicht nur durch Berührung. Deshalb möchte ich Sie bitten, mich direkt anzusehen, damit ich die Energie optimal an Sie weitergeben kann.»

Immer noch sahen alle etwas verblüfft aus, und ich hoffte, sie würden mein Vorgehen im Verlauf der Sitzung verstehen.

Dreimal sandte ich jeder Person im Raum Energie. Danach waren sie so begeistert wie Kinder in einer Zuckerbäckerei. Alle flüsterten, lachten, gestikulierten und raunten «Oh» und «Ah». Ich bitte das Publikum stets, seine Erfahrungen während der «Offenen-Augen-Meditation» auszutauschen, denn jeder einzelne erlebt sie anders. Sie kamen meiner Bitte freudig nach.

«Ich sah Jesus direkt hinter Ihnen», berichtete eine Frau. «Sein Körper bestand aus weißem Licht, und dennoch konnte ich seine Gesichtszüge klar erkennen; es war eindeutig Jesus.»

Eine andere berichtete: «Direkt hinter jeder Person im Raum sah ich einen Engel stehen.»

Eine dritte Frau erzählte: «Ich habe zwar keine Personen gesehen, aber nach dem Ende der Meditation war der ganze Raum von einem weißen Licht durchflutet, das uns alle umfing.»

Sie waren alle so begeistert über die Erfahrung, daß ich sie einlud, mit mir zum Athletenclub zu kommen, wo ich den ganzen Tag über Heilungen abhalten sollte. Sie nahmen die Einladung dankbar an. Jeder, der konnte, sagte zu, und so lösten wir die Versammlung auf und machten uns auf den Weg zum Athleten-Club.

Dort angekommen, wandte ich mich erstaunt an Maria: «Das ist eine Kirche und kein Sportclub!»

«Früher war es eine Kirche.»

«Warum sollte man eine Kirche in einen Club umfunktionieren?» wunderte ich mich und betrachtete das schöne Gebäude mit den riesigen Buntglasfenstern.

«Damit die Menschen keinen Ort haben, an dem sie beten können», erwiderte Maria.

«Wie traurig.»

Im Athleten-Club warteten etwa 400 Leute auf mich. Die Organisatoren nahmen mich rasch beiseite und zerrten mich aus dem Raum.

«Was ist los?» fragte ich.

«Wir müssen alle sofort hier weg!»

«Aber warum denn?» fragte ich.

«Wenn Ihnen Ihr Leben lieb ist, müssen Sie jetzt gehen. Der KGB könnte jederzeit hier auftauchen und eine Razzia veranstalten. Für eine Versammlung mit so vielen Menschen haben Sie keine Erlaubnis.»

«Aber ich habe nichts zu verbergen», erklärte ich. «Nun bin ich schon mal hier, also halten wir die Sitzung auch ab.»

Maria sah mich besorgt an.

«Wer das Gefühl hat, gehen zu müssen, sollte das tun», sagte ich. «Ich bleibe, aber jeder sollte das für sich selbst entscheiden.»

Resigniert zuckte Maria die Schultern und setzte sich. Das hieß, sie würde bleiben. «Machen Sie sich keine Sorgen. Das Universum wird schützend seine Hand über uns halten», beruhigte ich sie.

Ich wandte mich an die Menge und sagte: «Ich bin nicht gekommen, um Ihnen Unterricht zu geben oder Ihnen etwas zu verkaufen. Ich bin hier, um Sie in all dem zu unterstützen, woran Sie glauben.»

Applaus brandete auf, nachdem Maria meine Nachricht übersetzt hatte. Die Leute akzeptierten mein Vorhaben voll und ganz. Bis zum frühen Nachmittag hatte ich mit 400 Menschen gearbeitet, anschließend kamen weitere 200 an die Reihe, weil inzwischen die ersten nach Hause gegangen waren und ihre Freunde geschickt hatten.

Während der ersten Sitzung im Athleten-Club arbeitete ich mit einer Frau. Nachdem sie aus der heilenden Trance erwacht war, erzählte sie mir, sie sei Ärztin, und lud mich in das Krankenhaus ein, in dem sie tätig war.

«Ich bin sicher, meine Kollegen wären sehr interessiert, Ihre Arbeit kennenzulernen.»

«Ich würde Ihr Krankenhaus gern besuchen», erklärte ich ihr.

«Es liegt in einem Vorort von Moskau. Sagen Sie Ihrem Fahrer einfach den Namen, er weiß dann schon, wie man hinkommt.»

«Gut, machen wir es so», antwortete ich.

Am nächsten Tag erübrigte ich etwas Zeit, um in das Krankenhaus zu fahren. Die Ärztin hatte mich gebeten, meine heilenden Fähigkeiten vorzuführen, deshalb hielt ich eine «Offene-Augen-Meditation» für sie und weitere Angestellte des Krankenhauses ab. Sie saßen an einem runden Tisch, so daß ich mich nicht sorgen mußte, daß jemand hinfiel. Nach der Meditation ging ich um den Tisch und legte schnell jedem Anwesenden die Hände auf. Als ich mich hinter die Ärztin stellte, hatte ich die Eingebung, meine Hände auf ihre Augenlider zu legen.

In diesem Moment stockte ihr der Atem.

Verblüfft trat ich einen Schritt zurück. Ich erkannte dies als Zeichen dafür, daß sie während meiner Berührung ihrer Augenlider einen unerwarteten Energiestoß erhalten hatte. Am Vortag hatte ich eine kleine Geschwulst auf einem ihrer Augenlider bemerkt. Als ich sie nun betrachtete, war sie verschwunden.

«Haben Sie einen Spiegel in Ihrer Handtasche?» fragte ich sie.

«Ja.»

«Nehmen Sie ihn bitte, und sehen Sie sich Ihr Auge an.»

Sie kam meiner Bitte nach, und wieder stockte ihr der Atem. «Die Geschwulst hat sich in Luft aufgelöst!» rief sie.

«Ja, das stimmt», sagte ich.

«Mein Gott», sagte sie. «Sie müssen durch die Stationen gehen. Es gibt so viele Leute hier, die von Ihren heilenden Fähigkeiten profitieren könnten.»

Damit begann meine Arbeit in den Krankenhäusern von Moskau.

Vom Krankenhaus fuhr ich direkt zum Athleten-Club, um weitere Gruppenheilungen durchzuführen.

Nach meiner letzten Sitzung dieses Tages sprach ein Mann mich an. «Ich habe an der Morgensitzung teilgenommen, und Ihre Arbeit hat mich so beeindruckt, daß ich zur Clubleitung gegangen bin und für Sie die Erlaubnis eingeholt habe, morgen die große Turnhalle zu benutzen. Dort ist es ruhiger und geräumiger», erklärte er.

«Vielen Dank. Ich weiß Ihre Hilfe zu schätzen», erwiderte ich und sah Maria an. Durch ein Nicken gab sie mir zu verstehen, daß sie diese Entscheidung für richtig hielt.

Am nächsten Tag gingen wir vom Athleten-Club sofort zur Turnhalle hinüber.

Dort standen etwa 1500 Menschen wartend in einer Schlange, die sich außerhalb des Gebäudes bis zur Straße fortsetzte. Einige hatten schon stundenlang gewartet. Besonders auffallend war die Geduld der kleineren Kinder. Ohne zu murren, standen sie ruhig neben ihren Eltern. Ich war überrascht und erfreut. Zwar stellte die Arbeit mit 1500 Menschen in so kurzer Zeit für mich eine Herausforderung dar, doch gegen Ende des Tages hatte ich sie alle behandelt.

Am Nachmittag kam meine Dolmetscherin mit einem korpulenten, weißhaarigen Mann zu mir und sagte: «Dieser Herr fragt, ob Sie mit einem Interview einverstanden wären. Es dauert nur ein paar Minuten. Wir könnten eine Pause einlegen. Er würde das Interview gern unter den Bäumen am Vordereingang machen.»

«Sicher, ich unterhalte mich gern mit Ihnen», sagte ich und streckte ihm meine Hand entgegen.

Er ergriff sie lächelnd. Ein Kameramann und ein Tonassistent begleiteten ihn, und wir folgten den dreien in den Schatten der Bäume.

Zuerst erklärte er, daß er eine eigene Sendung moderiere, die einmal pro Woche im staatlichen Fernsehen ausgestrahlt werde.

Dann wandte er sich abrupt an mich, starrte mir in die Augen und fragte: «Was machen Sie hier in Rußland? Was haben Sie hier zu suchen?»

«Ich bin hier, um die Menschen hier mit meinen heilenden Fähigkeiten zu unterstützen und ihnen zu helfen», antwortete ich.

«Was genau machen Sie in den Vereinigten Staaten?»

«Ich habe zwei Healing Centers, in denen ich mit Menschen arbeite und Meditationskurse abhalte. Ich wohne in Kalifornien, und die beiden Centers befinden sich in Santa Monica und Encinitas.»

Bei dem Wort «Kalifornien» leuchteten seine Augen auf. Ich sah, daß er wußte, wo das ist.

«Wie können Sie feststellen, daß jemand krank ist, wenn Sie die genaue Ursache nicht kennen?» fragte er skeptisch.

Ich zeigte auf den Tonassistenten und sagte: «Er hat Beschwerden in der Brust.» Dann deutete ich auf die Stelle, an der ich die Beschwerden fühlen konnte.

Der Journalist wandte sich an den Tonassistenten und fragte ihn, ob er an Beschwerden in der Brust leide. Der Mann nickte. «Wie haben Sie das herausgefunden?» fragte mich der Interviewer.

«Es ist eine Eingebung. Ich weiß nicht, woher sie kommt oder wie sie zu mir gelangt, aber ich weiß, daß sie immer da ist und fast immer zutrifft. Manchmal ergeben sich zeitliche Verschiebungen, aber sie bewahrheiten sich dann im Laufe der Zeit.»

«Das ist sehr interessant», sagte er. «Vielen Dank für das Interview.»

«Nun, ich vermute, wir haben eine Brücke zwischen unseren Ländern bauen können.»

Traurig erwiderte er: «Eine Brücke ist wunderbar, wenn sie von beiden Seiten begehbar ist.» Er spielte damit auf die Tatsache an, daß ich zwar nach Rußland reisen, er aber nicht in die Vereinigten Staaten fahren konnte.

Wir reichten uns die Hand, der Tonassistent legte seine

Hände über unsere, und Maria legte ihre obenauf, so daß wir einen Turm aus Händen bauten, um unsere Beziehung zu untermauern, für mich eine sehr schöne Art, das Interview zu beenden.

Ich ging zur Turnhalle zurück und setzte meine Heilungen fort. Der Journalist begleitete mich und nahm ebenfalls teil.

Nachdem ich eine Frau geheilt hatte, zog sie einen Umschlag aus ihrer Tasche. «Können Sie diesen Brief für mich aufgeben, wenn Sie eine Gelegenheit finden?» bat sie.

«Ist das für einen Verwandten?» fragte ich.

«Nein, ich habe an das Rote Kreuz geschrieben, um Arzneimittel für mein Kind zu erbitten», antwortete sie.

«Versprochen», sagte ich. «Sobald ich in die Vereinigten Staaten zurückkomme, werde ich den Brief aufgeben.»

Als nächster war ein Mann in Armeeuniform an der Reihe. Kurz überlegte ich, ob er gekommen war, um sich heilen zu lassen oder einen Bericht über mich zu verfassen. Als ich ihn ansah und meine Hand auf seinen Nacken legte, erwiderte er meinen Blick und lächelte. Dieses Lächeln werde ich nie vergessen. Es stellte eine unmittelbare Verbindung zwischen uns her.

Vielleicht sollte ich an dieser Stelle erläutern, daß bei Menschen, die auf Stühlen sitzen, der optimale Punkt, um heilende Energie weiterzuleiten, der Nackenbereich ist, wo die Wirbelsäule endet. Von dieser Stelle aus kann die Energie sowohl das Rückgrat hinunterfließen wie auch in den Kopfbereich und alle Chakras beeinflussen.

Im Verlauf der Sitzung mußte ich mich immer wieder nach dem Mann umblicken. Nach eineinhalb Stunden erwachte er aus der heilenden Trance. Er sah zu mir herüber und machte ein Handzeichen, daß alles in Ordnung sei. Scherzhaft erwiderte ich mit beiden Händen sein Zeichen. Er lächelte, und das war das letzte, was ich an diesem Tag von ihm sah.

Am frühen Abend hatten wir die Sitzung beendet. Meine Helfer wollten ins Hotel zurück und sich ausruhen, aber ich hatte ein Plakat gesehen, das einen Zirkus ankündigte.

«Ist das ein aktuelles Plakat?» fragte ich Maria.

«Ja», sagte sie, «der Zirkus gastiert eine Woche lang in Moskau.»

«Ich würde gern hingehen.»

Alle sahen mich ungläubig an. «Sie haben mit 1500 Leuten gearbeitet und wollen noch ausgehen?» wurde gerufen. «Sind Sie denn nicht müde?»

«Nein», sagte ich. «Ehrlich gesagt fühle ich mich wie neugeboren. Ich finde, wir haben heute gute Arbeit geleistet, und ich bin sehr zufrieden.»

«Aber Sie haben so vielen Menschen Energie gegeben. Sind Sie nicht viel zu erschöpft, um jetzt noch auszugehen?»

«Ich gebe nicht meine eigene Energie weiter», erklärte ich. «Die Energie, die ich anderen sende, stammt aus dem Universum selbst und fließt lediglich durch mich hindurch, damit ich sie weiterleite. Ich möchte wirklich gern in den Zirkus gehen. Es wäre doch ein netter Abschluß dieses Tages.»

Meine Begleiter nickten erschöpft, und wir zogen los. Die Vorstellung war fabelhaft.

Am nächsten Morgen stand ein neuer Tag in der Turnhalle bevor. Kurz vor Verlassen des Hotelzimmers hatte ich die Eingebung, eines meiner T-Shirts mit dem Aufdruck «Power of Love» mitzunehmen. Ich faltete es möglichst klein zusammen und steckte es ein. Ich hatte nur eine begrenzte Anzahl mitgenommen, und wenn ich eines verschenkte, würden 50 weitere Leute ebenfalls eines haben wollen. Dabei hatte ich gerade noch genug für meine Helfer.

Der Fahrer, der mir für meinen Aufenthalt in Moskau zur Verfügung gestellt worden war, fuhr stets in Begleitung seiner Tochter. Sie war ein sehr hübsches Kind, etwa zehn Jahre alt und gelähmt. Sie konnte ihre Lippen und Augen bewegen, aber nicht sprechen. Dennoch konnte sie sich mit ihren ausdrucksvollen Augen und ihrem lieben Lächeln verständigen. Jeden Morgen sprach ich während der Fahrt mit ihr und behandelte sie gleichzeitig.

«Wie wäre es, wenn wir heute einmal Verstecken spielen? Ich halte etwas in der Hand, und du zeigst mir, in welcher», sagte ich zu ihr.

Sie lächelte und richtete ihre Augen auf die von ihr gewählte Hand. Sie war ein reizendes Kind und stets bereit, mit mir zusammenzuarbeiten. Ich wußte, daß ich durch meine Anwesenheit Energie an sie weitergeben konnte, und wollte ihr in der kurzen Zeit, die ich mit ihr verbrachte, soviel wie möglich helfen.

Zwischen uns hatte sich eine persönliche Beziehung entwikkelt, und ich freute mich jeden Morgen auf die Fahrt, weil ich sehen würde, wie dieses hübsche Kind vor Freude strahlte. Sie lächelte wie ein Engel und beeindruckte mich tief. Ich wollte etwas von meiner Gabe an sie weitergeben. Sie wußte das, denn sie schenkte mir stets ein dankbares, warmes Lächeln. Wenn ich aus dem Wagen stieg, sah sie mir so lange nach, bis ich aus ihrem Blickfeld entschwunden war.

An diesem Morgen hatte sich vor dem Athleten-Club ein Menschenauflauf gebildet. Durch das Autofenster sah ich Polizisten, die mit Unterstützung des Militärs den Verkehr umleiteten.

Der Fahrer hielt an, und die Wagentür wurde von niemand anderem als dem Offizier geöffnet, den ich tags zuvor behandelt hatte! Er sah mich an.

Ich drückte ihm das T-Shirt in die Hand. «Das ist für Sie.»

Seine Augen füllten sich mit Tränen, aber er war fest entschlossen, seine Ergriffenheit zu verbergen. Statt dessen legte er den Arm um meine Schultern und geleitete mich wortlos durch die Menge hindurch, die Stufen hinauf und in die Turnhalle.

Dort warteten ungefähr 2000 bis 2500 Menschen.

Ich sah mich in der Halle um und entdeckte in der Menge ein paar Militärangehörige mit ihren Familien. Später fand ich heraus, daß der Offizier, den ich am Vortag behandelt hatte, Kommandeur der 27. Division des Moskauer Regiments war. Da begriff ich, warum die Polizei und das Militär den Verkehr umgeleitet hatten, anstatt die Menschen zu vertreiben. Er hatte seinen Einfluß geltend gemacht, damit ich ohne Einschreiten der Behörden weiterarbeiten konnte.

Es wurde ein schöner Tag. Die Leute verließen die Halle mit glücklichen Gesichtern.

Eine Woche lang wurde landesweit jeden Abend im Fernsehen über uns berichtet. Dem genauen Wortlaut konnte ich zwar nicht folgen, aber es zeigte sich, daß die Berichte durchweg positiv waren, denn die Menschen wurden dadurch an die wunderbare Arbeit herangeführt, die wir leisteten.

Ein Offizier brachte seine Frau und sein Kind mit. Es hatte eine angeborene Mißbildung der Lippe, die ungewöhnlich groß war. Sie kamen täglich zu den Sitzungen, und am dritten Tag war die Lippe des Kindes auf ihre normale Größe geschrumpft. Der Offizier und seine Frau waren außer sich vor Freude. Sie lachten, weinten und umarmten sich. Dann schüttelte der Offizier meine Hand und umarmte mich.

«Ich bin froh, daß ich Ihnen helfen konnte», sagte ich und erwiderte seine Umarmung.

Ein anderer Offizier kam mit Frau und Tochter. Ich konnte dem Ehepaar ansehen, wieviel Liebe sie ihrer Tochter schenkten, aber sie hatte trotzdem gesundheitliche Probleme.

Am dritten Tag sagte ich: «Es ist jetzt alles wieder in Ordnung. Die Kleine wird bald ganz gesund sein.»

Als der Offizier das hörte, begann er zu weinen. Dann löste er eine Medaille von seinem Uniformrock und steckte sie mir an.

«Nein, bitte», sagte ich. «Sie gehört Ihnen. Bitte behalten Sie sie.»

Aber er wollte sie nicht zurücknehmen. Die Russen sind sehr großzügig und fühlen sich beleidigt, wenn man ihre Geschenke nicht annimmt. Meine Dolmetscherin wies mich darauf hin, und so nahm ich die Medaille schließlich an.

«Vielen Dank. Ich werde sie in Ehren halten.»

Er strahlte mich an, nahm seine Tochter auf den Arm und ging.

«Ihnen wurde gerade eine Olympische Silbermedaille überreicht», erklärte Maria. «Die Medaille hat ihm sicher sehr viel bedeutet, und daß er sie Ihnen geschenkt hat, zeigt, wie sehr er Sie bewundert.»

Diese spontane, großzügige Geste berührte mich sehr.

Die Menschen schenkten mir seltene Münzen, Anstecknadeln, die sie von ihren Großeltern geerbt hatten, und eine Frau gab mir ihre Ohrringe, weil ich den Schmerz stillte, dem ihr Körper jahrelang ausgesetzt war.

Wie sollte ich mit all dem jemals das Land verlassen können? Ich hatte so viele Geschenke bekommen, daß mein Gepäck aussah, als wollte ich einen Pfandverleih eröffnen.

Eine schlaflose Nacht

Während ich aus dem Fenster meines Hotelzimmers sah, wurde mir bewußt, daß mein Aufenthalt sich dem Ende zuneigte. Der Blick auf die Uhr verriet mir, daß es drei Uhr morgens war. Die Nacht war noch immer hell, aber ich mußte etwas Schlaf finden. Heute würde ich die UdSSR verlassen und nach Kalifornien zurückkehren. Es stimmte mich glücklich und traurig zugleich.

Ich schloß die Augen, versuchte mir einen dunklen Nachthimmel vorzustellen und hoffte, ich würde dadurch einschlafen.

Um 6 Uhr 35 wurde ich mit einem Schlag wach. Ich hatte noch viel Arbeit vor mir und wollte den Tag früh beginnen. Ich mußte all die Geschenke einpacken, die ich erhalten hatte. Dazu gehörten auch Schmuck und seltene Münzen, und ich wußte nicht, ob ich sie außer Landes bringen durfte.

Wir hatten viel Zeit für die Zollformalitäten eingeplant und kamen früh am Flughafen an. Als ich an der Reihe war, zeigte ein Zollbeamter auf mich und sagte in gebrochenem Englisch: «Sie gehen in einen anderen Bereich.»

Mein Mut verließ mich, als ich ihn ansah. Er war extrem groß und kräftig und trug einen stoppeligen Bart. In Amerika hätte man seine Frisur als GI-Schnitt bezeichnet. Durch seine Größe und den grimmigen Gesichtsausdruck wirkte er sehr einschüchternd. Zudem ließ seine barsche Stimme Schauder über meinen Rücken laufen.

Oje, dachte ich, jetzt ist es passiert. Jetzt bin ich dran.

Gerade war ich noch Zeuge gewesen, wie die Zollbeamten den Koffer des vor mir wartenden Mannes buchstäblich auseinandergenommen hatten. Sie hatten nichts gefunden, aber nach der Durchsuchung hatte der Koffer kein Innenfutter mehr.

Ich hatte mir nicht die Mühe gemacht, meine Präsente zusätzlich einzuwickeln, und dachte: Warte nur, bis sie dein Handgepäck untersuchen. Wer weiß, was sie mit dir anstellen. Einige der Geschenke hätten den Inhaber eines Pfandleihgeschäftes in Entzücken versetzt.

Als ich mich in die angezeigte Richtung wandte, kam der Zollbeamte hinter dem Schalter hervor. «Geben Sie mir Ihre Tasche», befahl er.

Ich sagte nichts, als er die Tasche nahm und sie schulterte. Dann legte er mir einen Arm um die Schulter und führte mich weg.

Jetzt wird es brenzlig, dachte ich.

Als wir außer Hörweite der anderen waren, streckte er seine Hand aus. «Ich habe viel über Sie gehört und möchte Ihnen gern die Hand schütteln», sagte er mit dem Anflug eines Lächelns.

Er hatte einen sehr festen Händedruck. Dieser Mann macht keine halben Sachen, dachte ich insgeheim. Wenn er an etwas glaubt, steht er hundertprozentig dahinter.

«Ich möchte Ihnen danken für das, was Sie für mein Volk getan haben», sagte er. «Als Zeichen meiner Anerkennung würde ich gern Ihre Tasche an Bord tragen.»

Mir fiel ein Stein vom Herzen! Lächelnd erwiderte ich: «Das ist eine sehr nette Geste. Wissen Sie, anfangs wollte ich gar nicht in die Sowjetunion fahren, aber ich bereue es überhaupt nicht. Die Leute hier waren wunderbar, ich werde bestimmt wiederkommen.»

Er nickte, öffnete ein Tor, winkte meine Reisebegleiter herbei und ließ uns durch. Das war sein Geschenk an uns; er ersparte uns das mühselige Warten am Zoll. Er brachte uns bis zum Flugzeug. Da er ein Beamter war, stellte niemand seine Befugnis in Frage.

Damit endete mein erster Besuch in Rußland, und es war eine bereichernde Erfahrung.

Ich hatte eine Menge über das Wesen der Menschen gelernt. Menschen sind keine Russen, Amerikaner, Deutsche oder Kommunisten. Wir sind alle eine große Familie. Diese Bezeichnungen sind lediglich Schubladen, in die wir andere einordnen. Menschen sind Menschen, auch wenn sie aus verschiedenen Ländern stammen. Und überall im Universum sind sie gleich. Die Sowjetunion ist ein Land mit vielen wunderbaren, liebevollen Menschen, die jenen, die besonders ausgeprägte intuitive Fähigkeiten besitzen, großen Respekt zollen.

Seit meinem ersten Besuch bin ich bereits achtmal nach Rußland zurückgekehrt, und jede Reise war eine einzigartige Erfahrung. Beim letzten Besuch des Waisenhauses im Jahr 1994 gab es Anlaß zum Schmunzeln. Bedingt durch staatliche Sparmaßnahmen, mußte die Leitung auf kapitalistische Mittel zurückgreifen, um die Löcher im Haushalt zu stopfen: Sie verkauft die von den Kindern hergestellten Makramee-Arbeiten.

TEIL II

Mein Leben als Heiler

Heilen heißt Lieben. Das Universum und alles, was sich darin befindet, einschließlich der Menschen, existiert durch die Liebe. Wenn man das erkennt und bestrebt ist, ein Leben in Liebe zu führen, bedeutet das Glück. Und dieses Glück wiederum bewirkt, daß man sein eigenes Dasein als ausgefüllt und sinnvoll erlebt. Oder in einfachen Worten ausgedrückt: Durch die Augen der Liebe betrachtet läßt sich jede noch so ausweglos erscheinende Situation einfacher lösen oder akzeptieren. Eigentlich gibt es nur eine Regel, die wir befolgen müssen, um unser Leben erfüllt zu leben: Wir müssen der Liebe in unserem Leben bewußt Einlaß gewähren, und dieses Fundament des Glücks als Grundstein verwenden, auf dem wir unsere Lebenserfahrungen aufbauen.

Ich bin zu der Erkenntnis gelangt, daß bedingungslose Liebe und Mitgefühl gegenüber allen Lebewesen die Voraussetzung sind, um einem anderen Menschen beim Heilungsprozeß zu helfen. Es ist notwendig, die Umstände, die bei einer Person die gegenwärtigen Beschwerden und Krankheiten ausgelöst haben, nachzuvollziehen und zu akzeptieren.

Das Fehlen von Mitgefühl unter den vielen Ausübenden der Heilkünste nimmt heute alarmierende Ausmaße an, besonders im Bereich der Schulmedizin. Die rein wissenschaftliche Methode wird als überlegenes Verfahren gepriesen, aber diese Methode ist kalt, rational und nur darauf ausgelegt, den physischen Körper zu behandeln, während der spirituelle Körper völlig außer acht gelassen wird. Das ist einer der Gründe für die zunehmende Verbreitung alternativer Heilmethoden. Viele haben die einseitigen Behandlungsmethoden der Schulmedizin erkannt und suchen nun einen Weg, der die Menschlichkeit in ihrem Leben respektiert. Nicht selten höre ich Aussagen wie: «Wenn ich mit einem Leiden zum Arzt gehe, werde ich nicht behandelt, sondern durchgecheckt.» Oft werden zahlreiche und langwierige Untersuchungen durchgeführt und das Leiden so lange ignoriert, bis alle Testergebnisse vorliegen. Immer mehr Menschen haben erkannt, daß die Behandlung in einem freundlichen, von Zuwendung und Mitgefühl geprägten Umfeld, in dem sowohl der physische als auch der spirituelle Körper angesprochen und gepflegt werden, einen wichtigen Faktor im Genesungsprozeß darstellt.

Wenn man mich fragt, ob man sich der Schulmedizin überhaupt anvertrauen sollte, rate ich stets, das Beste aus zwei Welten auszuwählen, da sowohl die konventionellen als auch die alternativen Heilverfahren wertvolle Hilfe leisten können.

Je mehr Erfahrungen ich mit dem Heilen von Menschen gewinne, desto deutlicher wird für mich, wie einfach das menschliche Verhalten an sich ist. Menschen handeln entweder aus Liebe oder Angst. Wenn Menschen aus Liebe handeln, sind sie für die kosmische Energie offen, die jeder Mensch von Geburt an in sich trägt. Sie empfangen diese Energie permanent, befinden sich in einem Zustand der Gefühlserweiterung und sind glücklich. Handeln Menschen jedoch aus Angst, werden sie vom Fluß der universalen Energie abgeschnitten, oder zumindest wird dieser Zustrom an verschiedenen Stellen im Körper blockiert, woraufhin sich Krankheit einstellt. Die Angst hat viele Facetten. Sie ist ein Gefühl, das uns davon abhält, auf unser inneres Selbst zu hören, und dadurch bereiten wir uns selbst Schwierigkeiten. Handelt eine Person aus Angst, ist das ein deutliches Zeichen dafür, daß ihr Leben sich in einem Zustand der Unausgewogenheit befindet. Und so schreit jede Zelle im Körper nach Gleichgewicht. Wird dieser Zustand nicht behoben, setzen physische Symptome ein, die sich letztendlich in Krankheit niederschlagen können. Krankheit ist Unwohlsein, und daraus leitet sich zu Recht ab, daß dem Körper «nicht wohl» ist.

Der uns gegebene freie Wille versetzt uns in die Lage, unser Denken und Fühlen zu beeinflussen und damit ein Gleichgewicht zwischen Körper und Geist herzustellen. Unser Verstand ist das Mittel, um diese Balance zu schaffen, denn er vermag zwischen Körper und Geist zu vermitteln. Uns Menschen wohnt die Fähigkeit inne, zu urteilen, zu denken und zu gestalten. Die Gestaltungskraft ist ein wichtiges Werkzeug, denn sie befähigt dazu, sich ein Bild von etwas zu machen, das nicht real existiert. Diese Vision läßt sich in die Wirklichkeit umsetzen, indem wir den freien Willen ausüben und diese neugedachte Form manifestieren.

Wenn wir uns Zeit für die stille Meditation nehmen, öffnen wir uns dem unendlichen, allgegenwärtigen Wissen des Universums, das uns in Form von Eingebungen zuteil wird. Diese plötzlichen Momente der Offenbarung kann man auch als «Gefühle aus dem Bauch heraus» oder Intuition bezeichnen. Wenn wir lernen, unserer Intuition zu vertrauen, das so erhaltene Wissen in unser tägliches Leben einzubeziehen und es weise zu verwenden, schaffen wir das innere Gleichgewicht, das die Grundlage für vollständige Gesundheit ist. Haben wir einen Zustand der inneren Freude erreicht, die uns trotz widriger Umstände den ganzen Tag begleitet, dürfen wir ziemlich sicher sein, daß wir uns auf dem richtigen Weg zur idealen Gesundheit befinden.

Leider handeln viele Menschen nicht danach, weil sie zu wenig auf ihr spirituelles Ich eingestimmt sind, um ihre wahren Bedürfnisse zu erkennen, und der Verstand spielt uns dabei manchen Streich. Er kann Ängste auf komplizierte Weise verbergen oder uns vorgaukeln, daß alles in Ordnung ist. Und dann legen wir uns Gewohnheiten zu, die der physischen oder emotionalen Gesundheit abträglich sind. Beispiele dafür sind Gewohnheiten wie übermäßiges Essen und maßlose Schlankheitskuren, zuviel Kaffee- oder Tabakgenuß oder anderes Suchtverhalten, das man auf übertriebene Weise befriedigt.

Eine weitere Gewohnheit, die sich besonders zerstörerisch auswirkt, ist das Verleugnen. Ein Beispiel dafür ist ein unglücklicher Mensch, der vehement abstreitet, mißliebige Umstände in seinem Leben ändern zu können. Wird er darauf angesprochen, gibt er vor, hilflos zu sein und keine Möglichkeiten zu haben, auf seine Lebensumstände Einfluß zu nehmen. Gott hat uns allen den kosmischen Energiefluß zugänglich gemacht. Dieser Fluß ist in uns, und wenn ein Mensch nicht bewußt oder unbewußt die Entscheidung trifft, sich durch äußere Einflüsse kontrollieren zu lassen, hat er tatsächlich Kontrolle über sein Leben.

Immer wieder lassen Menschen eine Krankheit durch die Schulmedizin behandeln, das Leiden wird gelindert, um dann Monate oder Jahre später wieder aufzutreten. Warum? Weil das Denkmuster, das die Krankheit eigentlich hervorgerufen hat, völlig ignoriert wurde. Es reicht nicht aus, die Symptome einer Krankheit zu behandeln. Auch deren Ursachen müssen gefunden und beseitigt werden, sonst kehrt die Krankheit zurück oder manifestiert sich in anderer Form. Hier kann die Meditation gute Dienste leisten. Wenn eine Person so tief in ihr spirituelles Inneres eindringen kann, daß sie begreift, wo die eigentlichen Wurzeln der Krankheit liegen, und dann den Mut hat, ihr Denkmuster zu verändern, befindet sie sich wirklich auf dem Weg zu einer glücklicheren Lebensweise, die ungetrübt von Krankheit ist.

Manche Menschen mit physischen Leiden können nicht lange genug in sich verharren, um zu erkennen, daß die heilenden Fähigkeiten in ihnen selbst verankert sind. Und hier werden meine Kenntnisse gebraucht. Meine Rolle im Heilungsprozeß eines Menschen läßt sich als «Starthilfe» beschreiben. Bei der Arbeit mit einem Menschen wird der Energiefluß, der in mir selbst vorhanden ist, auf diesen übertragen. Er «zündet» die diesem Menschen innewohnende Lebenskraft, setzt dessen eigene heilende Energie frei, um den Heilungsprozeß fortzuführen. Einige Menschen können besser mit ihrer heilenden Energie umgehen als andere. Aus diesem Grund erfahren sie umfassendere Heilung als andere. Der Verstand spielt dabei eine tragende Rolle. Wenn jemand bereit ist, die Denkprozesse und Verhaltensmuster zu ändern, die zu seinen Problemen führten, wird seine Heilung in der Regel erfolgreich verlaufen.

Viele Menschen, die geheilt werden, kommen dennoch weiterhin regelmäßig zu mir. Es ist so, als brächte man sein Auto zur Inspektion in die Werkstatt. Diese Menschen haben meist eine positive Lebenseinstellung und verstehen den Heilungsprozeß. Sie wissen um den Wert dieser «Inspektionsbehandlung».

Wir müssen begreifen lernen, daß jede Heilung von innen kommt. Von allen allgemeingültigen Gesetzen über die Heilung ist das grundlegendste und am schwierigsten zu verstehende Gesetz, daß kein Mensch einen anderen heilt. Doch wenn wir mit uns selbst im Einklang sind, können wir dieses Gleichgewicht auch auf andere übertragen und somit zu ihrer Heilung beitragen. Was wir nicht besitzen, können wir nicht geben, aber wir müssen willens sein, das zu geben, was wir besitzen. Denn wir werden geheilt, wenn wir anderen helfen. Ich würde sogar so weit gehen zu behaupten, daß es keine Heilung geben kann, wenn das körperliche Bewußtsein nicht auf die möglichen äußerlichen Einflüsse reagiert, denen sich ein Mensch willkürlich aussetzt. Wenn die Lebenskraft im Körper eines Menschen nicht auf den äußeren Einfluß reagiert, kann es keine Heilung geben.

Indem wir meditieren und eine höhere Bewußtseinsstufe erreichen, kann unser innerer Einklang an andere weitergegeben werden. Diese Energie muß aus dem eigenen Ich fließen, um die Heilung zu ermöglichen. Wie ich bereits erwähnte, können wir nicht geben, was wir nicht besitzen. Dieses Prinzip haben wir auf materieller Ebene verinnerlicht, können es aber auf spiritueller Ebene nicht besonders gut anwenden. Wir gehen ins Fitneß-Studio, machen Gymnastik und geben Unsummen für eine ausgewogene Ernährung aus, alles mit dem Ziel, unseren physischen Körper zu erhalten. Was aber tun wir für den Geist? Er ist genauso wichtig wie der physische Körper und muß gepflegt werden, um das Gleichgewicht zu erlangen, das wir für eine ideale Gesundheit brauchen.

Um andere heilen zu können, müssen wir zunächst uns selbst heilen, und die Verantwortung dafür liegt bei uns. Die Selbstheilung wird durch die Stärkung der spirituellen Vision und Schwingung erreicht. Dies ist nur durch eine ehrliche, von Herzen kommende Überzeugung möglich und gilt nicht nur für uns selbst, sondern für jeden Menschen auf unserem Planeten.

Zu mir kommen oft Leute mit der Einstellung: «Sie wollen mich heilen? Versuchen Sie es nur, Sie werden schon sehen!» Diesen Menschen vermittle ich die gleiche «Starthilfe» wie anderen, aber was sie damit anfangen, ist oft zweifelhaft. Meistens wollen sie nicht die Verantwortung für ihre eigene Gesundheit übernehmen und führen die Heilung daher nicht fort.

Für sie scheint es wichtiger zu sein, mir sagen zu können: «Sehen Sie, es hat nicht geholfen. Sie können mich nicht heilen.» Und das bleibt natürlich ihre Entscheidung. Sie haben ihren freien Willen ausgeübt.

Ich kann nicht nachdrücklich genug darauf verweisen, wie wichtig es ist, die Verantwortung für die eigene spirituelle Gesundheit zu übernehmen. Wir sind vollständige, ganze Wesen, und das Universum verlangt von uns, das Stadium des Kindseins zu verlassen und gänzlich entwickelte Erwachsene zu werden. Sobald wir unser eigenes spirituelles Bewußtsein erhöht haben, können wir es an andere weitergeben und deren Heilung erleichtern. Wie eine ununterbrochene Kette muß diese erhöhte spirituelle Vibration die Welt umspannen, um all jenen zu helfen, die Heilung empfangen möchten. Indem wir den inneren Einklang anderer fördern, geben wir unserem Planeten eine Möglichkeit, eine neue Stufe der Evolution zu erreichen.

Die heilende Energie, die ich jemandem sende, kann die individuellen Bedürfnisse dieses Menschen unterscheiden, fast als wäre ein eingebauter Computer am Werk. Ganz gleich, ob sich eine Person mit einem emotionalen, physischen oder spirituellen Problem an mich wendet, leite ich dieselbe Energie weiter, die dann dort wirkt, wo sie benötigt wird. Die Heilung selbst ist eine rein persönliche Angelegenheit des jeweiligen Menschen. Welche Menge er auch davon braucht, er wird sie erhalten, denn sie kennt keine Begrenzung. Jeder, der durch mich eine Heilbehandlung erhält, erfährt Heilung, einige mehr, andere weniger. Oft werde ich gefragt, ob man daran glauben muß. Die Antwort ist nein, aber gleichzeitig ist es auch nicht falsch, daran zu glauben. Nicht die Intensität des Daranglaubens macht die Heilung erfolgreich, sondern das, was in dem Augenblick geschieht, in dem ich die Energie weiterleite. Denn was immer das sein mag, es bestimmt, was geschehen wird. Manche erfahren im Verlauf einer einzigen Sitzung Heilung, bei anderen dauert es länger.

Jede Krankheit, ob Krebs oder ein verstauchter Zeh, ist nur das, wofür wir sie halten, und wie immer wir sie auch benennen, verhalten wir uns dann entsprechend. Ich sage immer: «Gib der Krankheit keinen Namen, dann kannst du sie auch nicht rufen!»

Viele Menschen forschen nach dem Ursprung ihrer Krankheit, insbesondere bei Krebs, und sagen: «Ich weiß nicht, warum ich diese Krankheit bekommen habe. Ich habe nie geraucht oder getrunken. Alles in allem habe ich vernünftig gelebt, war glücklich und gesund. Und nun bin ich krank. Ich weiß nicht, wie ich damit umgehen soll. Ich habe die Meinung der Ärzte eingeholt, aber wenn ich mein höheres Ich um Hilfe anrufe, erhalte ich keine Antwort. Das verunsichert mich, und ich habe Angst.»

Zu Beginn meiner Tätigkeit als Heiler traf ich eine solche Frau in einem Buchladen in San Diego. Damals hatte ich noch kein Center und hielt Heilungen im Hinterzimmer dieses Buchladens ab. Die Besitzerin brachte eine Kundin, bei der sich eine Krebsgeschwulst am Hals entwickelt hatte, die zirka drei Zentimeter hervorstand. Ich unterhielt mich eine Weile mit ihr, und sie erzählte, wie verängstigt sie sei und wie sehr sie das Leben liebe. Sie wollte weiterleben, um für ihre Kinder sorgen zu können. Ihr Lebenswille beeindruckte mich sehr. Ich hielt meine Hand über die Geschwulst, ohne sie zu berühren, und wir sprachen weiter über ihre Ängste. Ich riet ihr, zuallererst der Krankheit den Nährboden zu entziehen, indem sie nicht mehr darüber nachgrübelte.

Ungefähr 45 Minuten lang arbeitete ich intensiv mit ihr, dann verließ ich den Raum für etwa zwei oder drei Minuten. Als ich zurückkehrte, konnte ich es zuerst nicht glauben, die Geschwulst zeichnete sich an ihrem Hals nicht mehr ab. Hatte sie sich womöglich nach innen verlagert? Ich war mir nicht sicher. Ich arbeitete weitere 15 Minuten mit ihr und setzte mich dann etwas abseits im Zimmer hin, ganz vom Augenblick gefangen. Nach etwa zwei Stunden erwachte sie aus der heilenden Trance. Wir unterhielten uns noch ein wenig, dann ging sie in den Buchladen hinaus.

Plötzlich hörte ich die Inhaberin aufschreien. Ich lief nach vorn, um zu sehen, was geschehen war. Dort stand die Frau, die ich behandelt hatte, und die Geschwulst an ihrem Hals war verschwunden. Wir freuten uns sehr für sie.

Drei Jahre vergingen, und ich hatte in der Zwischenzeit das Healing Center in Santa Monica eröffnet. Eines Tages rief mich diese Frau an.

«Ich würde gern Samstag vorbeikommen, an meiner linken Brust hat sich jetzt ein Knoten gebildet.»

«Sie wissen, daß wir etwas dagegen tun können», antwortete ich.

«Ja», erwiderte sie. «Deshalb möchte ich Samstag vorbeikommen.»

«Gut. Ich freue mich, Sie wiederzusehen», sagte ich und legte auf.

Der Samstag kam, aber sie erschien nicht. Am Montag darauf rief sie wieder an.

«Gene», sagte sie, «ich bin ins Krankenhaus gefahren und habe meine linke Brust amputieren lassen.»

Mir fehlten die Worte. Bis zum heutigen Tag weiß ich nicht, was sie noch erzählte. Ich erinnere mich lediglich, daß sie am darauffolgenden Samstag kommen wollte, weil auch in ihrer rechten Brust ein Knoten gefunden worden war.

«Ja, gut», antwortete ich.

Zu mir selbst sagte ich: Sie hat an sich selbst ein Wunder erlebt, und doch traut sie sich nicht zu, diesen Weg erneut zu beschreiten. Was geht in ihrem Kopf wohl vor?

Ich mußte mir vor Augen führen, daß jeder seinen freien Willen besitzt und wir alle verschiedene Wege gehen müssen. Und doch war diese Erfahrung eine bittere Pille für mich.

Am nächsten Samstag kam die Frau wieder nicht.

Zwei Wochen später erhielt ich einen Anruf von ihr. Sie sagte: «Gene, ich würde gern nächste Woche oder später vorbeikommen, damit sie sich die Aura um meinen Körper ansehen. Meine rechte Brust wurde ebenfalls entfernt, und ich hoffe, daß jetzt alles in Ordnung ist.» Wieder war ich sprachlos.

Schließlich kam sie zu einer Heilsitzung. Ich hätte sie gern gefragt, warum sie sich für die Operation entschied, nachdem sie das Wunder gesehen hatte, das sie selbst vor drei Jahren bewirkt hatte. Aber ich konnte die Frage nicht stellen. Wie ich bereits sagte, müssen wir unsere Entscheidungen selbst treffen, und bis wir in unserem Kopf nicht das uns vorgegebene Bild einer Krankheit ändern, leben wir mit den Werten, die uns von klein auf eingeimpft worden sind. Und das bedeutet, nicht an sich selbst zu glauben. Die Lektion für sie wie für mich bestand darin, zu akzeptieren, was wir über uns selbst glauben.

Der Heilungsprozeß

Bei Massenheilungen und wenn mir nur kurze Zeit zur Verfügung steht, arbeite ich ausschließlich mit dem Herz-Chakra, um den emotionalen Körper zu öffnen, und mit dem Stirn-Chakra, um das Bewußtsein zu erweitern. Durch die Konzentration auf diese beiden Energiezentren werden alle wichtigen Chakras des Körpers angesprochen, da sie alle miteinander verbunden sind.

Bevor ich fortfahre, sollte ich zuerst einmal erklären, was ein Chakra ist. Das Wort *Chakra* stammt aus dem Sanskrit und bedeutet «Kraftpunkt». In unserem Körper gibt es unendlich viele dieser Kraftpunkte; in der Regel konzentrieren wir uns aber auf die sieben Hauptchakras, die entlang der Wirbelsäule liegen. Es sind runde Vertiefungen, die mitunter als Strudel wirbelnder Energie beschrieben werden. Durch diese Kraftpunkte fließt die vitale kosmische Energie.

Bei langwierigen Behandlungen und wenn mir genügend Zeit zur Verfügung steht, prüfe ich, ob die Chakras optimal aufeinander ausgerichtet sind, um ein harmonisches Zusammenspiel zwischen dem physischen und spirituellen Körper zu gewährleisten. Um perfekt funktionieren zu können, braucht der Körper drei Arten von Energie: Nahrung zum Verdauen, Luft zum Atmen und einen konstanten Fluß von Lebensenergie aus der Kraft des Universums. Sind alle drei Elemente vorhanden, können wir uns einem idealen Gesundheitszustand annähern.

Wir ernähren uns bewußt und wissen, daß sportliche Betätigung dem Blutkreislauf eine größere Menge Sauerstoff zuführt.

Die Anstrengungen, die in den letzten zwei Jahrzehnten unternommen wurden, um in der Bevölkerung ein größeres Umweltbewußtsein zu wecken, haben uns vor Augen geführt, welche schädlichen Folgen die Luftverschmutzung für Mensch und Umwelt hat. An der Lösung dieser Probleme muß weiter gearbeitet werden, um unseren Planeten wieder in das grüne Juwel zu verwandeln, das er einst war. Und trotzdem begreifen wir nicht, wie wichtig es ist, den vitalen, kosmischen Energiefluß zu empfangen. Viele Menschen ignorieren oder verleugnen diesen spirituellen Aspekt ganz und gar, da ihr sechster Sinn nicht genug entwickelt ist, um diese kaum spürbare Energie wahrzunehmen.

Wenn wir geboren werden, beginnen wir das Leben in unserem Wurzel-Chakra. Es ist unser Überlebens-Chakra und der «steinzeitliche» Aspekt unseres Lebens, also das Leben auf instinktiver Ebene. Die notwendige Überlebensenergie erhält dieses Chakra von der Erde und der Sonne.

Mit Wachstum und Weiterentwicklung kommt das Sakral-Chakra hinzu. Das Sakral-Chakra formt uns auf physischer Ebene und trägt dazu bei, daß wir Körperreflexe ausbilden, beispielsweise laufen.

In der weiteren Entwicklung folgt das Solarplexus-Chakra, das für die Intelligenz verantwortlich ist. Hierbei handelt es sich um Intelligenz, die nicht im Gehirn, sondern im Körper gebildet wird. Dieses Chakra und die beiden nächsten erhalten Energie durch die astralen Kräfte, die der Mensch durch seine emotionale Veranlagung anzieht.

Schließlich kommt das Herz-Chakra ins Spiel, durch das wir Gefühle wie Liebe und Schmerz unterscheiden können. Damit ist unser emotionaler Körper funktionstüchtig.

Das Hals-Chakra ist im wesentlichen für alles zuständig, was wir sehen, hören und sagen. Vor allem aber wirkt es sich auf die Sprache aus. In unserem Entwicklungsprozeß vervollkommnen wir diese Kommunikationsform, beispielsweise in der Kunst der Diplomatie und des Urteilsvermögens, und es ist unbestreitbar, daß diejenigen, die lernen, ihre Worte umsichtig zu wählen, es weiter bringen als solche, die vernachlässigen, diese Fertigkeit zu entwickeln.

Mit dem Stirn-Chakra, auch das «Dritte Auge» genannt, stärken wir die Denkfähigkeit und die Erweiterung des Bewußtseins. Dieses Chakra wird erst nach intensiver und bewußter Arbeit an der Entwicklung der Spiritualität aktiv.

Und schließlich folgt das Scheitel- oder Kronen-Chakra, das als wichtigstes gilt, denn es ist das spirituelle Chakra. Damit können wir Informationen an unser höheres Selbst senden und empfangen, und durch dieses Chakra wird die Ausprägung unserer Individualität bestimmt.

Sind diese Chakras optimal aufeinander abgestimmt, erreichen wir einen Zustand des Gleichgewichts und der Harmonie zwischen Körper und Geist. Je mehr Spiritualität eine Person entwickelt, desto größer werden ihre Chakras. Dadurch kann eine größere Menge Lebensenergie in den Körper fließen. Es ist auch interessant zu beobachten, daß sich die Form eines besonders ausgeprägt entwickelten Kronen-Chakras umkehrt. Das heißt, es hat nicht mehr die Form einer Vertiefung, die Energie empfängt, sondern wird zum Leuchtfeuer, das göttliches Licht an alle weitergibt, die in seine Nähe kommen.

Es gibt viele Geschichten über Heilungen, die ich Ihnen erzählen möchte, weil jede Geschichte für sich eine Lektion für das Verständnis der menschlichen Natur ist. Doch das würde den Rahmen dieses Buchs sprengen. Deshalb habe ich lediglich ein paar Geschichten ausgewählt, mit denen sich die vielseitigen Aspekte der menschlichen Natur beschreiben lassen, denen ich auf meinen Reisen als Heiler begegnet bin. Wie bereits erwähnt, wird nicht jeder Mensch geheilt. Dafür gibt es verschiedene Gründe, unter anderen den, daß Menschen diese Erfahrung auf ihrem Schicksalsweg durchleben müssen, während anderen, die geheilt werden, ebendiese Erfahrung zugedacht ist. In den nächsten Kapiteln wird aufgezeigt, wie sich die vom Verstand geschaffenen Gedankenstrukturen auf den Körper auswirken, denn der Körper ist das Gefäß des Geistes.

Die Frau mit den grünen Haaren

Eine der ungewöhnlichsten Geschichten, die zeigt, wie uns das, an was wir glauben, beherrscht, ist die Erfahrung einer Frau, die auf dem besten Weg war, sich buchstäblich zu Tode zu hungern. Sie konnte nichts mehr essen. Für ihr Problem gab es keinen ersichtlichen Grund. Weder Ärzte noch Psychologen konnten sich einen Reim darauf machen. Ich wurde gebeten, mit ihr zu arbeiten, und da sie körperlich so schwach war, mußte ich sie zu Hause aufsuchen. Sie führte mich ins Wohnzimmer und bedeutete mir, neben ihr auf einem langen weißen Sofa Platz zu nehmen. Wir unterhielten uns eine Weile, und jedesmal, wenn ich sie anblickte, konnte ich ein leuchtendes grünes Licht wahrnehmen, das sich von ihrem Kopf bis zu den Schultern ausbreitete. Ich konnte mir dieses Grün nicht erklären. Ich stellte ihr Fragen und hatte plötzlich eine Eingebung.

«Was ist auf diesem Sofa geschehen, auf dem wir sitzen?» fragte ich.

Sie betrachtete mich einen Moment lang und antwortete: «Nichts.»

Wieder fragte ich: «Was ist auf diesem Sofa passiert?»

Sie stockte. Dann blickte sie mir direkt in die Augen. «Mein Mann hat sich auf diesem Sofa umgebracht», antwortete sie.

«Wann haben Sie Ihr Haar gefärbt?» fragte ich.

«Ich weiß es nicht mehr», erwiderte sie.

«Versuchen Sie bitte, sich zu erinnern. Ich glaube, es hat mit Ihrem Problem zu tun.»

Sie zögerte und sagte schließlich: «Zwei Tage, bevor mein Mann sich das Leben nahm.»

Es war interessant, wie sie ihr Haarefärben mit dem Tod ihres Mannes in Verbindung brachte.

Ich sagte: «Das Problem ist Ihr Haar.»

Sie blickte mich ungläubig an und überlegte wohl, ob ich noch ganz bei Verstand sei. «Was soll das heißen, das Problem ist mein Haar?» stammelte sie schließlich.

«Jeden Morgen, wenn Sie Ihr blondes Haar im Spiegel betrachten, werden Sie daran erinnert, wie Ihr Mann sich umbrachte. Durch diese Erinnerung sperren Sie sich aus Ihrem Leben aus», sagte ich. Lange saß sie da und starrte ins Leere, sie schien meine Anwesenheit kurzzeitig vergessen zu haben.

«Warum gehen Sie nicht noch heute zum Friseur und lassen Ihre Haare behandeln, so daß sie wieder ihren natürlichen Farbton haben? Mal sehen, wie es Ihnen dann gesundheitlich geht», schlug ich vor.

Sie rief mich eine Woche später an. «Sie hatten recht», sagte sie. «Ich kann jetzt alles essen, was ich möchte, und am schönsten ist, daß ich wieder Hunger habe und das Essen genieße.»

Sie bedankte sich, und ich wünschte ihr viel Glück. Soweit ich weiß, hatte sie nie wieder Eßstörungen. Bei dieser Heilung berührte ich sie nicht mit den Händen. Und das zeigt auch, daß Heilen ein Vorgang ist, der auf allen Ebenen stattfindet.

Depression ist ein Gedanke

Eines der häufigsten Probleme, denen ich immer wieder begegne, ist eine Krankheit, die sich durch den emotionalen Körper manifestiert, die Depression. Ich habe viele Menschen behandelt, die sich für schwer depressiv hielten.

Aber was ist eigentlich Depression? Ich kenne eine Erklärung dafür: Sie ist ein Gedanke.

Depressionen setzen in der Regel ein, wenn wir, aus welchem Grund auch immer, unsere Macht weggeben. Wenn wir in Situationen geraten, in denen wir es anderen gestatten, Kontrolle über uns zu erlangen, und wir uns hilflos fühlen, etwas dagegen zu tun oder das tun zu können, was wir eigentlich wollen, versinken wir oft in einen depressiven Zustand. Ohne Gedanken kann es keine Taten geben, das heißt, als allererstes müssen wir in unserem Leben einen Gedanken fassen, um diesen in die Tat umsetzen zu können. Wenn jemand mir sagt, er sei deprimiert, beginne ich mit einem kleinen Wortspiel.

«Bitte sehen Sie doch einmal zur Decke hinauf», fordere ich die Person beiläufig auf.

«Ja, gut», antwortet sie.

«Was ist das?»

«Was meinen Sie? Was ist was?» fragt die Person und betrachtet aufmerksam die Zimmerdecke.

«Ist das eine Decke?» frage ich.

«Natürlich ist das eine Decke.»

«Aber woher wissen Sie, daß es eine Decke ist?»

«Weil mir gesagt wurde, daß es eine Decke ist. Das habe ich

als Kind gelernt. In jedem Lexikon wird das als Decke bezeichnet.»

«Aber wie können Sie wirklich wissen, daß das eine Decke ist?»

«Ich kann doch *sehen*, daß es eine Decke ist.»

«Aber woher *wissen* Sie, daß es eine Decke ist?» Zu diesem Zeitpunkt ist die Person bereits so enerviert, daß ich mir ihrer vollen Aufmerksamkeit sicher sein kann. Normalerweise sagt sie dann etwa: «Na gut, ich gebe auf. Wie soll ich sicher wissen, daß es eine Decke ist?»

Darauf antworte ich: «Weil Sie *denken*, daß es eine Decke ist. Wenn Sie nicht dächten, es sei eine Decke, würde sie wahrscheinlich nicht dort oben bleiben.»

«Aber was hat das mit Depression zu tun?»

«Was haben wir gerade herausgefunden?»

«Ich weiß es nicht, was haben wir denn herausgefunden?» fragt der Klient verzweifelt.

«Lassen Sie mich zusammenfassen. Wir haben erkannt, daß man denken muß, um eine bestimmte Idee zu entwickeln. Was folgern Sie daraus?»

«Was?»

«Daraus folgern Sie, daß Sie den Zustand der Depression selbst erzeugen. Und nachdem Sie dies wissen, liegt es an Ihnen, andere Gedanken zu entwickeln. Wenn Sie das jeden Tag eine bestimmte Zeit lang tun, werden neue Gedanken Ihre alten Gedanken über Ihren depressiven Zustand ersetzen. Sie können auch Glück erschaffen, denn es ist ebenfalls ein Gedanke.»

Dann erzähle ich dem Klienten eine Geschichte, die davon handelt, was passiert, wenn man diesen Gedankenprozeß nicht mehr selber im Griff hat.

Die Mitte verlieren – und wiederfinden

In unserer schnellebigen Gesellschaft haben viele Menschen eine Lebensweise angenommen, die sie den wahren Sinn und Zweck ihres Lebens aus den Augen verlieren läßt. Daher sehen sie ihr Leben nicht mehr aus der eigenen Mitte heraus und sind verängstigt und depressiv. An diesem Punkt tragen sich viele Menschen mit Selbstmordgedanken. Eine sehr gepflegte Dame mit diesem Problem erschien eines Tages in meinem Center. Ich begrüßte sie und fragte, was ich für sie tun könne.

Sie erklärte: «Ich bin heute extra mit dem Flugzeug aus Las Vegas gekommen, nur um Sie zu sehen.»

«Das freut mich», antwortete ich.

«Ich habe eine Pistole gekauft, bevor ich hierher gekommen bin», sagte sie.

«Warum haben Sie das getan?» fragte ich. «Sie sind hier in Sicherheit.»

Sie sah mich an und sagte: «Ich bin unglücklich, und ich habe daran gedacht, Selbstmord zu begehen.»

Ich betrachtete sie lange und sagte dann: «Ich habe nur eine Frage.»

«Ja?»

«Zahlen Sie bar oder mit Scheck?»

«Was macht das für einen Unterschied?» fragte sie.

«Wenn Sie sich umbringen, nachdem Sie das Center verlassen und mit einem Scheck bezahlt haben, kann er platzen, und ich bin der Dumme», antwortete ich.

Sie zog die Augenbrauen zusammen, und Wut blitzte in

ihrem Gesicht auf. Laut rief sie: «Wie können Sie jetzt an Geld denken?»

An Geld dachte ich natürlich nicht. Ich blickte sie weiter schweigend an, und plötzlich brach sie in einen Weinkrampf aus.

Ein traumatisches Erlebnis hatte dazu geführt, daß sie das Gefühl für die eigene Mitte verloren hatte und somit auch kein glückliches und ausgeglichenes Leben führen konnte. Durch meine Frage konfrontierte ich sie mit ihrer Wut, und sie konnte ein Ventil dafür finden. Nachdem sie sich ausgeweint hatte, sprach ich mit ihr und half ihr, den Rest ihrer angestauten Wut freizusetzen. Während der Behandlung stimmte ich ihre Chakras genau aufeinander ab, so daß sie ihre eigene Mitte wieder fühlen konnte. Sie konnte das Center mit einem Lächeln im Gesicht verlassen.

Normalerweise bitte ich meine Klienten, ihre Krücken, Rollstühle oder was immer sie auch an ihre Krankheit erinnert, zurückzulassen. Aber ich fand nicht, daß sich eine Pistole an der Wand besonders gut machen würde, und deshalb unterließ ich diese Bitte.

Die Fahrt auf dem Nil

Im Frühjahr 1992 reiste ich nach Ägypten. Eigentlich sollte es ein reiner Arbeitsaufenthalt werden, dann beschloß ich jedoch, eine Besichtigungsreise anzuschließen, und stellte eine Reisegruppe zusammen.

Zum zweiten Teil der Reise gehörte die legendäre Kreuzfahrt auf einem Passagierschiff, das mit einer Geschwindigkeit von etwa elf Stundenkilometer nilabwärts fährt. Nach nur zwei Tagen auf dem Schiff hatten wir jegliches Zeitgefühl verloren. Die langsame Fahrt den Fluß hinunter hatte unser eigenes Tempo verändert, und wir konnten dieses neue Gefühl von Ruhe und Frieden in vollen Zügen genießen.

Während des Frühstücks bemerkte ich ein Paar, das einen jungen Mann im Rollstuhl schob und sich bemühte, ihm jeden Wunsch von den Augen abzulesen. Als sie mich sahen, kamen sie an den Tisch und stellten sich vor.

«Wir kommen aus Japan», erklärte der Mann. «Wir hörten von Ihrer Reise und haben beschlossen mitzufahren, um Sie kennenzulernen.»

Der Mann, ein Amerikaner, stellte seine japanische Frau vor, die zwar nur gebrochen Englisch sprach, sich jedoch gut verständigen konnte.

«Der junge Mann im Rollstuhl ist mein Sohn», erklärte sie. «Er hatte einen schrecklichen Unfall, er ist von einem dreistökkigen Turm gestürzt.»

«Oh, das tut mir leid», antwortete ich.

«Sie sind unsere letzte Hoffnung», sagte sie. «Durch den Sturz hat sich mein Sohn jeden einzelnen Knochen von den Hüften bis zu den Zehen gebrochen.»

«Aber Knochen können gerichtet werden», meinte ich.

«Die Ärzte sagten, das sei bei ihm nicht möglich, da die Gelenke zu stark beschädigt wurden», antwortete sie. «Deshalb haben sie sich dafür entschieden, sie operativ zu versteifen, so daß er nun seine Knie und Fußgelenke nicht mehr bewegen kann. Aber am schlimmsten ist», fuhr sie fort, «daß er nun von Medikamenten abhängig ist. Bitte behandeln Sie meinen Sohn. Vielleicht können Sie ihm helfen. Die Ärzte können die Operation nicht mehr rückgängig machen.»

Nach dem Frühstück ging ich in ihre Kabine. Der junge Mann lag im Bett – aus gutem Grund, denn die ganze Reisegruppe war krank, weil auf dem Schiff verunreinigtes Wasser verwendet wurde. Als ich mich dem Bett näherte, öffnete er die Augen und setzte sich auf. Seine Mutter stellte uns vor. Er hieß Kichimo. Er sprach kein Wort Englisch, aber sein Stiefvater übersetzte für uns, so daß wir uns unterhalten konnten.

Er lächelte und sagte: «Ich möchte wieder gehen können.»

Ich erwiderte sein Lächeln. «Ich will versuchen, dir zu helfen.»

Seinem Gesichtsausdruck konnte ich entnehmen, daß er einen starken Willen besaß, und ich wußte, daß eine große Wahrscheinlichkeit bestand, ihm zu helfen. Etwa 15 Minuten lang behandelte ich ihn. Er fiel in einen leichten Schlaf, aber ich merkte, daß er noch wahrnehmen konnte, was um ihn herum geschah. Ich blieb weitere 15 Minuten, bis er in einen tieferen Schlaf versank.

«Lassen Sie ihn so lange ruhen, wie es geht», bat ich seine Mutter, «auch wenn er ein paar Mahlzeiten verpaßt.»

Am nächsten Morgen beim Frühstück betrat Kichimo den Speisesaal auf Krücken, kam zu meinem Tisch, lächelte und verbeugte sich. Es freute mich sehr, daß er den Rollstuhl nicht mehr brauchte.

Seine Mutter kam an meinen Tisch und sagte: «Gestern hat er den ganzen Tag geschlafen und ist nicht einmal zum Essen aufgewacht. Als er erwachte, fragte er zuerst nach seinen Schmerztabletten. Ich brachte sie ihm. Er öffnete die Flasche und warf alle Tabletten in den Papierkorb. Er hat die Nacht ohne Schmerzmittel überstanden», fuhr sie fort, «und er möchte Ihnen danken.»

«Nach dem Frühstück werde ich ihn noch einmal behandeln», sagte ich.

Kurz nachdem ich mit ihm gearbeitet hatte, machten wir an einer Landestelle fest. Die Gruppe plante einen Landausflug, und Kichimo wollte ebenfalls mitkommen. Auf Krücken schaffte er es, von Bord zu gehen und in den Bus zu steigen. Als wir zu den Ausgrabungsstätten kamen, fand der Fremdenführer ein junges Mädchen, das den Männern, die an einem Tempel arbeiteten, mit einem Esel Wasser brachte. Er bat sie, Kichimo zu der Stätte zu bringen, die wir besichtigen wollten, und sie willigte freundlich ein. Es war offensichtlich, daß er große Schmerzen hatte, doch er ertrug sie tapfer und verzichtete auf seine Schmerzmittel.

Danach behandelte ich ihn jeden Tag und sah, daß sein Wille, wieder zu gehen, immer stärker wurde.

Am letzten Tag der Schiffsfahrt erklärte ich seinen Eltern, daß ich von seiner erfolgreichen Heilung überzeugt sei, es aber noch etwas dauern werde. Ich lud sie ein, mich nach Ende der Reise in meinem Center in Kalifornien zu besuchen, und sie nahmen an.

Zwei Monate später kamen sie nach Kalifornien. Ich fand eine Unterkunft in der Nähe meines Centers für sie, und wir setzten die in Ägypten begonnene Arbeit fort. Vier Wochen vergingen.

Eines Nachmittags sagte ich zu Kichimo: «Morgen werde ich auf Video aufnehmen, wie du vom Bett zur Tür gehst.»

Er lächelte, als sein Stiefvater meine Worte übersetzt hatte.

Am nächsten Tag brachte ich meine Videokamera mit. Mittlerweile konnte er seine Beine heben und anwinkeln und die Fußgelenke drehen. Ich bin mir bewußt, daß das allen herkömmlichen Prinzipien widerspricht, da die Gelenke künstlich versteift worden waren, aber dies verdeutlicht, wozu Mut und fester Wille in der Lage sind.

Sein Problem war durch Menschenhand entstanden, und es stellte sich die Frage, ob man das, was mit ihm geschehen war, rückgängig machen konnte. Ich schob den Rollstuhl an sein Bett und sagte: «Setz dich in den Rollstuhl und fahr zur Tür. Dort stehst du auf und läufst zum Bett zurück.»

Er folgte gehorsam meinen Anweisungen. Nachdem er zur Tür gerollt war, erhob er sich aus dem Rollstuhl, ging langsam zum Bett zurück und setzte sich.

Wir alle sahen sprachlos, aber lächelnd zu. Kichimo hatte sein Ziel erreicht, mit etwas Hilfe von mir und viel Mut, Schmerz und dem Glauben an sich selbst.

Bob unternimmt eine Reise durch seinen Körper

Eines Nachmittags schloß ich die letzte Sitzung des Tages ab und wartete, bis meine Klientin wach wurde. Als Sally aus der Trance erwachte, setzte ich mich neben sie und wartete, bis sie ganz wach war, damit wir uns unterhalten konnten.

«Ihr Energiefeld sieht sehr gut aus», bemerkte ich, nachdem ich die Ausrichtung ihrer Chakras geprüft hatte.

«Ja, körperlich geht es mir gut», meinte Sally, «aber ich mache mir Sorgen um meinen Bruder. Er ist sehr krank, und die Ärzte scheinen ihm nicht helfen zu können. Ob Sie mir vielleicht einen Gefallen tun können?»

«Sicher», sagte ich, «wenn ich kann. Worum geht es?»

«Mein Bruder ist in einem Krankenhaus hier in der Nähe, und er steht dort unter ärztlicher Beobachtung. Können Sie vorbeifahren und ihn behandeln?»

«Ich denke, das läßt sich machen. Was hat er denn?»

Sie zögerte. «Er hat innere Blutungen, und die Ärzte können die Ursache nicht finden. Der Blutverlust hat ihn sehr geschwächt.»

«Okay, ich werde es so einrichten, daß ich während der Besuchszeit hinfahre. Wann sind die Besuchszeiten?»

«Am frühen Abend.»

«Das trifft sich gut», sagte ich. «Ich kann morgen nach ihm sehen, wenn ich hier im Center fertig bin.»

«Das wäre wunderbar. Ich bin sehr froh, daß Sie uns helfen», sagte sie.

Am nächsten Abend fuhr ich zum Krankenhaus. Beim Betreten des Zimmers sah ich einen großen, mageren Mann im Bett liegen. Er war so lang, daß seine Füße aus dem Bett ragten.

«Hallo», sagte ich und ging ins Zimmer.

«Hallo», antwortete er. «Gehören Sie auch zum Wolfsrudel?»

«Wolfsrudel?» wiederholte ich verwirrt.

«Ja, Sie wissen schon, einer von den Ärzten. Normalerweise kommen sie immer als Gruppe hier vorbei, deshalb nenne ich sie ‹das Wolfsrudel›.»

«Oh», sagte ich. «Nun, ich fürchte, ich muß Sie enttäuschen, ich bin kein Arzt. Ich heiße Gene Egidio und bin Heiler. Ihre Schwester hat mich gebeten, Sie einmal anzusehen.»

«Ich bin Bob», stellte er sich vor und streckte mir die Hand entgegen.

«Sally hat mir gesagt, Sie stünden unter ständiger Beobachtung, weil Sie innere Blutungen haben.»

«Ja, das stimmt. Und das Schlimmste ist, daß die Ärzte die Ursache für die Blutungen nicht finden können. Ich danke Ihnen, daß Sie sich die Mühe gemacht haben zu kommen, aber ich glaube, es ist sinnlos.»

«Wie hat man festgestellt, daß Sie bluten?» fragte ich.

«Das läßt sich eindeutig beweisen. Ich habe starken Durchfall, und es ist Blut im Stuhl.»

Während ich dastand und ihn betrachtete, hatte ich plötzlich eine recht merkwürdige Eingebung. «Ich weiß, das klingt jetzt komisch, aber ich empfange den Gedanken, daß Sie eine Weile lang jeden Tag drei Dosen Coca-Cola trinken sollten.»

Bob zog die Augenbrauen hoch und warf mir einen fragenden Blick zu. «Das klingt allerdings komisch, aber ich bin so weit, daß ich alles probieren würde. Ich versuche es.»

Ich wußte, daß Bobs Behandlung etwas länger dauern würde, deshalb machte ich mit ihm einen telefonischen Termin für den nächsten Abend aus. Er rief pünktlich an, und ich arbeitete mit ihm am Telefon.

«Ich habe sechs Dosen Coca-Cola getrunken, seitdem Sie gestern hier waren», sagte Bob. «Der Durchfall hat aufgehört, aber die Blutung nicht.»

«Also dann», sagte ich. «Bitte schließen Sie die Augen. Wir werden jetzt eine Reise durch Ihren Körper unternehmen. Wir fangen bei den Füßen an. Betrachten Sie Ihre Füße, und sagen Sie mir, was Sie sehen.»

«Meine Füße sind in Ordnung», antwortete er.

«Gut, jetzt wandern wir das rechte Bein hoch.»

«Da gibt es nichts zu sehen», sagte Bob, «und das linke Bein scheint auch normal.»

«Gut, gehen wir jetzt zum Bauch. Können Sie dort etwas erkennen?»

«Nein, nichts Ungewöhnliches.»

«Gut, weiter zum Brustkorb. Sehen Sie dort etwas Auffälliges.»

Bob zögerte und sagte dann nervös: «Ich glaube, ich sehe etwas. Da ist ein schwarzer Fleck.»

«Können Sie näher heran und sehen, was dieser schwarze Fleck genau ist?»

Er war einen Moment ruhig, dann sagte er: «O Gott, aus einer Vene schießt Blut heraus, es verteilt sich überall! Was sollen wir tun?»

Da ich einmal Elektriker gewesen war, sagte ich: «Wir kleben sie mit Isolierband ab. Stellen Sie sich vor, die Vene wird abgeklebt. Und gehen Sie sicher, daß das Klebeband fest um die Vene gewickelt ist, damit sie nicht wieder aufbrechen kann.»

Er schwieg ein paar Minuten.

Schließlich fragte ich ruhig: «Bob, haben Sie die Vene jetzt in Ihrer Visualisierung abgeklebt?»

«Ja», antwortete er. «Ich bin soweit.»

«Gut, dann setzen wir unsere Reise durch Ihren Körper fort, um sicherzugehen, daß es keine weiteren Problemstellen gibt.»

Wir kamen schließlich an seinem Kopf an, ohne weitere Probleme aufzuspüren.

«Bob, Sie haben wirklich gute Arbeit geleistet. Jetzt ruhen Sie sich erst einmal aus, morgen machen wir dann weiter.»

«Ja», antwortete er. «Ich fühle mich jetzt auch wirklich müde.»

Am nächsten Abend rief Bob um Punkt sechs Uhr an. «Sie werden es nicht glauben», sagte er glücklich, «aber die Blutungen haben aufgehört. Und außerdem war das ‹Wolfsrudel› vorhin da, und als sie die vielen Dosen Coca-Cola sahen, meinte einer der Ärzte, daß Coca-Cola ein gutes Mittel gegen Durchfall sei.»

«Nun, das klingt so, als befänden Sie sich auf dem Wege der Besserung», sagte ich.

«Ja, und es gibt noch eine gute Nachricht. Da die Blutungen aufgehört haben, glaubt das ‹Wolfsrudel›, daß ich eine gute Chance hätte, in zwei oder drei Tagen entlassen zu werden.»

«Das klingt wunderbar. Machen Sie weiter so», sagte ich zu Bob und legte dann auf.

Eine Woche später erhielt ich einen Anruf von Bob.

«Wie geht es Ihnen denn so?» fragte ich ihn, als ich seine Stimme hörte.

«Es könnte nicht besser sein», erwiderte er. «Ich bin vor vier Tagen aus dem Krankenhaus entlassen worden, und heute morgen habe ich ein Wohnmobil gekauft. Ich habe beschlossen, durch die Vereinigten Staaten zu reisen und das Leben zu genießen.»

«Das scheint mir eine gute Entscheidung zu sein», sagte ich. «Viel Spaß auf Ihrer Reise.»

Bobs Wunsch, sein Leben aus einem anderen Blickwinkel zu betrachten, hat wesentlich dazu beigetragen, daß er seine gesundheitlichen Probleme in den Griff bekam, und die mentale Visualisierung war dafür ein gutes Hilfswerkzeug.

Der Volksmund bezeichnet das Gehirn auch als Denkmuskel, und daß Bob in der Lage war, sich selbst zu heilen, bestätigt das, was ich immer sage: «Der Verstand ist der stärkste Muskel des Körpers.»

So konnte Bob die Ursache für seine Blutungen finden und ihnen durch die Kraft seiner Gedanken Einhalt gebieten, mit etwas Hilfe von dem «Herrn da oben».

Lebensversicherung

Oft kommen Menschen, die eine erfolgreiche Heilbehandlung bei mir abgeschlossen haben, zu einer Kontrolle wieder. Dabei interessiert sie vor allem, wie sie ihre Gesundheit bewahren können. Eine solche Patientin war auch Julie, die ursprünglich wegen starker Migräne zu mir kam. Nach zwei oder drei Sitzungen waren die Kopfschmerzen verschwunden, und Julie meldete sich eine Weile nicht mehr. Nach ein paar Monaten rief sie wegen einer weiteren Behandlung an.

Am Ende der Sitzung fragte sie: «Gene, wie kann ich stark und gesund bleiben?»

«Sehen Sie einmal aus dem Fenster, Julie. Suchen Sie einen Baum im Hof aus, und sehen Sie ihn an.»

Sie betrachtete die Bäume ein paar Sekunden lang und sagte dann: «Gut, ich nehme den in der Mitte, weil ich seine Form mag.»

«Was fällt Ihnen an dem Baum auf?»

«Seine Blätter sind grün.»

«Stimmt, aber ein wichtiger Aspekt ist auch, daß seine Wurzeln tief in die Erde reichen und von ihr Nährstoffe empfangen, die ihm die Kraft geben, aufrecht zu stehen.»

«Ja, das sehe ich auch so.»

«Obwohl die Wurzeln fest im Boden verankert sind, können Stamm und Äste sich biegen, wenn Wind aufkommt. Trotz seiner festen Verwurzelung bleibt der Baum also immer noch flexibel.»

«Ja.»

«Das ist ähnlich wie bei den Menschen, Julie. Wir selbst müssen tief in den spirituellen Gesetzen wurzeln, die unseren Planeten lenken, so daß wir uns mit den von Menschen geschaffenen Gesetzen biegen können. Wie wir erhält der Baum seine Nahrung durch die himmlischen Mächte, er nimmt Regen und Sonne auf und bringt herrliche Äste und Blätter hervor. Im Laufe der Zeit trennt er sich von den Blättern, die für ihn nicht mehr nützlich sind. Auch wir müssen alte Gewohnheiten und Ansichten aufgeben, die für uns nicht mehr stimmig sind, und stets bereit sein, neue Wege zu gehen.»

«Was für eine wunderbare Geschichte», sagte Julie.

«Warten Sie, ich habe sie noch nicht zu Ende erzählt», sagte ich lächelnd. «Selbst im Tod lebt der Baum weiter. Er bietet uns Brennstoff, damit wir uns wärmen, und Papier, damit wir unsere Geschichten schreiben können. Daraus lernen wir, daß wir immer eine starke, feste Basis brauchen und trotzdem flexibel bleiben müssen. Nur so können wir uns ein junges Herz und einen klaren Verstand bewahren.»

Bitte nicht Opa weitersagen

Nicht jeder Mensch, mit dem ich zu tun habe, *möchte* geheilt werden. Tatsächlich kommt es manchmal vor, daß Leute mich meiden, um *nicht* geheilt zu werden. Das war zum Beispiel bei meinem Enkelsohn der Fall.

Eines Morgens, als meine Tochter Annie ihren Sohn weckte, bemerkte sie rote Flecken in seinem Gesicht. Seine Stirn fühlte sich heiß an.

«Anthony, ich glaube, du kannst heute nicht zur Schule gehen», erklärte sie ihm. «Du hast wahrscheinlich Fieber, und du hast überall im Gesicht rote Flecken.»

«Wirklich?» fragte Anthony und hüpfte aus dem Bett, um in den Spiegel zu sehen.

«Es sieht so aus, als hättest du die Windpocken», sagte seine Mutter. «Das ist eine ansteckende Krankheit, deshalb mußt du erst einmal hier bleiben, bis wir wissen, was du hast.»

Als Anthony ins Bett zurückkrabbelte, grinste er breit. «Es macht mir gar nichts aus, zu Hause zu bleiben», sagte er vergnügt.

«Ich werde wohl besser gleich beim Arzt anrufen, um einen Termin für dich auszumachen», sagte Annie und schickte sich an, das Zimmer zu verlassen.

Plötzlich sagte Anthony besorgt: «Mama, was immer du auch tust, bitte sag Großvater nicht, daß ich krank bin. Sonst heilt er mich, und ich muß wieder in die Schule!»

Sandy und der Schokoladenkeks

Nicht selten sagen mir Menschen ganz offen, daß sie nicht geheilt werden möchten. Doch ihr höheres Selbst hat eine andere Meinung dazu, und obwohl sie sich auf physischer Ebene der Heilung widersetzen, stehen sie dem Heilungsprozeß auf einer anderen Ebene positiv gegenüber. Mit einem solchen Fall wurde ich eines Morgens konfrontiert, als Irma anrief und mir mitteilte, daß bei ihrer Tochter Sandy ein Gehirntumor festgestellt worden war.

«Können Sie Sandy irgendwie helfen?» fragte sie voller Sorge.

«Nun ja, das hängt von ihr ab, aber wir können es auf jeden Fall versuchen», antwortete ich.

«Sie ist erst sieben Jahre alt, und wegen der vielen Untersuchungen und verschiedenen Ärzte, die wir konsultiert haben, ist sie sehr verstört.» Irma holte tief Atem und fuhr fort: «Bitte seien Sie nicht überrascht, wenn sie sich Ihnen gegenüber ungezogen verhält. Sie möchte einfach keine Ärzte mehr sehen.»

«Wir sollten einen Termin ausmachen, und dann sehen wir weiter.»

Als sie zu dem Termin erschien, arbeitete ich gerade mit einem Klienten im Behandlungszimmer. Damals behandelte ich jeweils nur eine Person und legte viel Wert auf äußerste Ruhe, damit meine Klienten leicht in Trance verfallen konnten. Plötzlich hörte ich einen lauten Schrei aus dem Wohnzimmer. Mein Klient zuckte mit den Augen, seine Trance war gestört.

Ich eilte ins Wohnzimmer, um nachzusehen, und da lag Sandy schreiend und wild strampelnd auf dem Boden. Ich sah

Irma an. In ihrem Gesicht las ich Hilflosigkeit. Mittlerweile war Sandy in die Nähe anderer wartender Klienten gekommen und trat mit dem Fuß nach ihnen.

«He, he, du mußt aufhören, die anderen zu treten», ermahnte ich sie.

Sie schenkte mir keine Beachtung und schrie weiter.

«Ich weiß, sie ist schwierig, aber bitte sehen Sie sie sich einmal an», bat Irma.

Ich machte Irma ein Zeichen, das Kind ins Behandlungszimmer zu bringen.

«Sandy, steh auf und komm mit. Wir gehen jetzt in ein anderes Zimmer», sagte ihre Mutter.

Bei dem Wort «gehen» stand Sandy blitzartig vom Boden auf. Irma nahm sie an der Hand und führte sie ins Behandlungszimmer.

«Können Sie Sandy dazu bringen, auf dem Stuhl zu sitzen?» fragte ich.

Sandy stand wie festgenagelt da und starrte mich an.

«Möchtest du auf diesem Stuhl sitzen?» fragte ich das Kind.

Heftig schüttelte sie den Kopf und gab mir zu verstehen, daß sie nie und nimmer auf dem Liegesessel Platz nehmen würde.

Dann versuchte es die Mutter. «Sandy, wir sind so weit gefahren, um diesen Mann zu sehen. Wenn du dich nicht von ihm behandeln läßt, müssen wir wieder zu den Ärzten gehen.»

Sie blieb stur. Nichts in der Welt konnte sie davon überzeugen, sich dem Stuhl auch nur zu nähern.

Schließlich schlug ich ihrer Mutter vor: «Irma, wie wäre es, wenn Sie sich auf den Stuhl setzen und Sandy auf den Schoß nehmen?»

«Komm, Sandy», sagte die Mutter. «Wir setzen uns jetzt beide hin.»

Als Irma sich hingesetzt hatte und das Kind zu sich heranwinkte, bewegte sich Sandy langsam von der Stelle fort, an der sie seit Betreten des Zimmers wie erstarrt stehengeblieben war, ging zu ihrer Mutter und setzte sich auf ihren Schoß.

Sobald ich mich ihr näherte, begann sie zu schreien. Nach

einigen erfolglosen Versuchen sah ich ein, daß es so keinen Zweck hatte, und legte schließlich ihrer Mutter die Hand auf den Nacken. Da Irma das Kind hielt, würde auch Sandy etwas von meiner Energie erhalten, selbst wenn diese nur aus zweiter Hand an sie weiterging.

Endlich fiel Sandy in Trance. Sie schlief ein, und ich konnte ihr meine Hand auf den Kopf legen. Ich arbeitete 45 Minuten mit ihr, dann wachte sie auf und begann wieder zu schreien.

«Sieh mal, was ich für dich habe», sagte ich und hielt ihr einen Kristall hin.

Sie betrachtete ihn einen Moment, dann sprang sie vom Schoß ihrer Mutter, schnappte sich den Kristall und lief aus dem Behandlungszimmer.

«Es tut mir sehr leid», sagte ihre Mutter und sah mich hilflos an.

«Machen Sie sich keine Sorgen», sagte ich. «Sie ist traumatisiert und weiß, daß sie krank ist. In dieser Situation würde sich auch der liebenswürdigste Mensch schwierig zeigen. Warten Sie ab, wie es ihr weiterhin geht.»

Am späteren Abend rief Sandys Mutter bei mir an. «Ich würde Sandy morgen gern wieder vorbeibringen», sagte sie.

«Wie geht es ihr?» fragte ich.

«Sie ist viel ruhiger geworden und hat den ganzen Tag nicht mehr über Kopfschmerzen geklagt.»

«In Ordnung», sagte ich. «Kommen Sie während der Mittagspause, dann kann sie niemanden stören, wenn sie einen Wutanfall bekommt.»

Am nächsten Tag klingelte es um 11 Uhr 45 an der Tür. Als ich öffnete, stand Sandy vor mir. Sie trug eine Schleife im Haar und ein Täschchen in der Hand. Sie machte sich nicht die Mühe, mich anzusehen, ging schnurstracks am Wohnzimmer vorbei zum Behandlungsraum und setzte sich in den Liegesessel.

Ihre Mutter und ich folgten ihr überrascht.

Ich setzte mich neben sie. «Wie geht es dir heute?»

Keine Antwort. Sie lehnte sich im Sessel zurück.

«Darf ich deinen Kopf berühren?» fragte ich.

Wieder keine Antwort. Sie sah zu mir auf und schloß die Augen.

Ich sollte besser mit der Behandlung anfangen, bevor sie ihre Meinung ändert, dachte ich und arbeitete eine Stunde mit ihr, während ihre Mutter im Wohnzimmer wartete.

Als sie aufwachte, bat ich ihre Mutter ins Behandlungszimmer, aber Sandy machte keine Anstalten, aus dem Sessel aufzustehen. Regungslos sah sie uns an.

Ich fragte: «Sandy, was hast du in deinem Kopf gespürt, als ich dich behandelt habe?»

Sie antwortete nicht. Ihre Mutter wiederholte die Frage.

«Mir war kalt», sagte sie kurz.

«Darf ich meine Hand noch einmal auf deinen Kopf legen?» fragte ich.

Sandy rührte sich nicht, als ich meine Hand behutsam auf ihren Kopf legte. «Fühlt sich dein Kopf jetzt kalt an?»

Sie nickte.

Ich wußte, daß wir ihre Krankheit besiegt hatten, als sie mir sagte, ihr sei kalt. Es war Intuition, aber ich wußte, daß keine Operation notwendig sein würde.

Wir saßen gemeinsam da, meine Hand lag auf ihrem Kopf, sie war sehr still. Dann öffnete sie wortlos ihr Täschchen und nahm einen großen Keks heraus. Ich sah ihr zu, wie sie Maß nahm, ihn in zwei Teile brach und mir eine Hälfte reichte.

Sie wollte ihr Mittagessen mit mir teilen, und diese nette Geste rührte mich sehr.

«Vielen Dank», sagte ich und aß den halben Keks, während ich mich weiter auf ihren Kopf konzentrierte. «Möchtest du morgen wiederkommen?» fragte ich.

Sie nickte erneut.

«Sandy wollte gestern abend essen», erklärte Irma. «Bislang hat sie jede Nahrung verweigert. Der Kristall, den Sie ihr geschenkt haben, war der Hit. Niemand außer ihr durfte ihn anfassen, und sie hat ihn keine Sekunde aus der Hand gegeben. Er mußte sogar mit in die Badewanne.»

«Kommen Sie morgen wieder. Ich werde ihr eine Kette geben, damit sie den Kristall um den Hals tragen kann.»

Am nächsten Tag kam sie wieder pünktlich um 11 Uhr 45 mit ihrem Täschchen, und wieder teilten wir einen Keks.

«Normalerweise behandle ich sonntags nicht, aber ich glaube, daß ihr eine Sitzung helfen würde. Können Sie sie morgen vorbeibringen?» fragte ich Irma.

«Ja!» rief Sandy laut und deutlich, bevor ihre Mutter Gelegenheit hatte zu antworten.

Am Sonntag kam sie wieder mit einem großen Schokoladenkeks, den wir nach der Behandlung teilten. Sandy wußte, daß sie gesund wurde, und dankte mir auf ihre Art. Nach der Sitzung und dem Keks versicherte ich Irma, daß ihre Tochter gesund würde. «Gehen Sie zum Arzt, und lassen Sie sie untersuchen», sagte ich.

Etwa eine Woche später rief Irma mich an. «Sie hatten recht», sagte sie. «Ich habe Sandy zum Arzt gebracht, und sie ist vollkommen gesund. Der Tumor ist spurlos verschwunden, sie hat wieder Hunger und klagt nicht mehr über Kopfschmerzen oder Sehstörungen. Sie kann auch wieder laufen, ohne überall anzustoßen.»

«Ich freue mich wirklich für Sie.»

Fast eineinhalb Jahrzehnte später traf ich zufällig einen Bekannten von Sandy.

«Wie geht es ihr denn?» fragte ich.

«Oh, bestens», sagte er. «Sie ist glücklich verheiratet und führt ein erfülltes Leben.»

«Bin ich froh! Wissen Sie, das ist die Art von Geschichten, die mir am besten gefallen.»

Der Voodoo-Meister

Vor ein paar Jahren wurde ich im Sommer eingeladen, an einem Heilerkongreß auf der Insel Barbados teilzunehmen. Der Veranstalter hatte eine Hütte am Strand als Unterkunft für mich vorgesehen. Die Umgebung war wie aus dem Bilderbuch, der blaue Himmel verschmolz mit dem klaren blauen Wasser, und alles wirkte unendlich friedlich.

Nach ein paar Heilbehandlungen am Abend war ich am nächsten Morgen bereit für die erste Versammlung, in der wir erfahren sollten, wo wir unsere Behandlungen fortführen würden und wann jeder Teilnehmer seinen Vortrag halten würde.

Da alle Namen bis auf meinen aufgerufen wurden, wollte ich herausfinden, warum man mich übersehen hatte. «Ich würde mich gern vorstellen. Ich bin Gene Egidio, und mein Name wurde nicht aufgerufen. Ich nehme an, es handelt sich um ein Versehen.»

«O nein», erklärte mir der Vorsitzende, «Ihnen wurde kein Platz für Heilungen zugewiesen, weil die Leute auf dieser Insel Ihre Arbeit ablehnen. Tatsächlich vermute ich, daß sie sich durch Sie bedroht fühlen.»

«Aber warum?» fragte ich. «Sie haben mich gestern gesehen, und jeder, den ich behandelt habe, hat sich positiv geäußert.»

«Das stimmt», erwiderte er, «und das ist genau der Grund, warum gewisse Mächte auf der Insel Sie nicht hier haben möchten.»

«Sie möchten nicht, daß Leute gesund werden?» fragte ich empört.

«Es ist mehr dahinter als das.»

«Was meinen Sie?» hakte ich nach. «Was genau wollen diese Mächte nicht?»

«Sie sind sehr abergläubisch, und für sie ist die Tatsache, daß Sie nur Ihre Hände benutzen, Grund genug, Sie hier nicht heilen zu lassen. Sie sind anders als die hiesigen Heiler, die mit Reliquien und anderen Requisiten arbeiten.»

«Ich bin persönlich zu diesem Kongreß eingeladen worden, und ich habe eine Menge Geld für die Reise ausgegeben, ganz zu schweigen von dem Aufwand, meine Termine entsprechend zu verlegen. Ich möchte den Platz haben, der mir zugesagt wurde.»

Ihm war anzusehen, daß er nahe daran war aufzugeben, abgesehen davon, daß es ihm offensichtlich unangenehm war, mir die schlechten Nachrichten zu überbringen. Ich blickte ihn unverwandt an, und er zuckte resigniert mit den Schultern.

«Schon gut, ich werde sehen, ob ich Ihnen einen Platz für Ihre Arbeit besorgen kann, aber Sie dürfen keinen Vortrag halten, und dabei bleibt es.»

Mir war es recht. Ich wußte, daß ich auf unterschiedliche Arten heilen konnte: Ob ich Einzelheilungen durchführte oder zu einer Gruppe sprach, machte kaum einen Unterschied, da die Menschen sich nur in meiner Gegenwart aufhalten mußten, um heilende Energie zu empfangen.

Nachdem sich der Vorsitzende mit ein paar Leuten beraten hatte, winkte er mich zu sich. «Ich habe einen Platz für Sie», sagte er.

«Ausgezeichnet», antwortete ich. «Ich wußte, daß Sie das schaffen würden.»

Er warf mir einen ungläubigen Blick zu, aber ich lächelte ihn weiter an.

«Und wo befindet sich dieser Platz?»

«Gegenüber.» Er zeigte auf die Diskothek des Hotels. «Dort können Sie arbeiten.»

«Ich soll meine Heilungen in einer Diskothek abhalten?»

«Machen Sie, was Sie wollen», fuhr er mich an.

«Gut, ich nehme den Platz. Aber bitte sorgen Sie dafür, daß das Glitzerlicht anbleibt, damit meine Heilungen etwas mehr Pep bekommen», sagte ich und ging.

Einige Kongreßteilnehmer kannten mich, und eine Frau, Valerie Hunt, hatte die Unterhaltung mitgehört und kam auf mich zu. Valerie ist sowohl Wissenschaftlerin und Mystikerin als auch Ärztin und Philosophin und darüber hinaus eine angesehene Heilerin. Mit ihren aufsehenerregenden Studien über menschliche Energiefelder hat sie sich in internationalen Fachkreisen einen Namen gemacht. Als erste hat sie die kaum wahrnehmbaren Unterschiede in menschlichen Energiemustern entdeckt, wenn gesunde Menschen erkranken, und sie fand eine Methode, um den subtilen Energieaustausch zwischen Menschen zu messen. So konnte sie Energiefelder wissenschaftlich konkret nachweisen. In jahrelanger Forschungsarbeit hat sie alle Beweise und Informationen gesammelt und darüber in Amerika ein Buch mit dem Titel «Der grenzenlose Geist» geschrieben. Ich hatte sie in Kalifornien kennengelernt, war sehr von ihrer Arbeit beeindruckt und freute mich, sie wiederzusehen.

«Gene, es war unvermeidlich, Ihrem Gespräch mit dem Mann zuzuhören», sagte Valerie.

«Ja, er hat mich nicht gerade freundlich willkommen geheißen.»

«Machen Sie sich keine Sorgen, Sie können an dem mir zugewiesenen Platz vortragen und Ihren Workshop abhalten», sagte sie lächelnd.

«Vielen Dank für Ihr Angebot, vielleicht werde ich darauf zurückkommen.»

Im Verlauf des Tages bereiteten wir beide unsere Arbeitsplätze und unsere Arbeit für den nächsten Morgen vor. Als ich dann die Diskothek öffnete, warteten bereits viele Menschen vor der Tür.

Eine Frau ist mir besonders lebhaft in Erinnerung geblieben. An ihrem Bauch zeichnete sich ein großer Tumor ab. Bei der Behandlung hatte ich das Gefühl, ihre Heilung würde sich schnell vollziehen. Nach der Sitzung dankte sie mir und ging zur Tür. Sie sah an sich hinunter, und als sie die Wölbung nicht mehr entdecken konnte, fing sie an zu schreien und rannte hinaus.

Nach einem langen, recht erfolgreichen Tag ging ich zum Abendessen und zog mich dann zurück.

Am nächsten Morgen sah ich einen Kreis von Menschen, der sich in großem Abstand von der Eingangstür der Diskothek versammelt hatte. Auf dem Weg zum Eingang fiel mein Blick zufällig auf den Boden, und ich sah, daß dort ein paar winzige Knochen verstreut lagen.

«Was haben diese Knochen zu bedeuten?» fragte ich.

Ein Mann aus der Menge sagte:« Das ist Voodoo. Der Hohepriester will Sie nicht hier haben.»

«Das tut mir leid für ihn», sagte ich und schritt auf die Tür zu.

«Nein, nein», rief der Mann. «Treten Sie nicht auf die Knochen, Sie werden sonst sterben.»

Verängstigt sahen mich die Leute an. Dann bückte ich mich und sammelte die Knochen auf.

Aus der Menge hörte ich einen kollektiven Seufzer.

«So», sagte ich, «wo ist dieser Hohepriester oder Hexenmeister oder was immer er zu sein glaubt?»

Ein paar Hände zeigten auf die Rezeption des Hotels.

«Der Portier?» fragte ich erstaunt.

«Nein, der Vorsteher der Pagen. Er ist der mächtigste Hohepriester, den diese Insel seit langem gehabt hat. Legen Sie sich nicht mit ihm an, oder es werden schreckliche Dinge mit Ihnen geschehen.»

«Das werden wir ja sehen», sagte ich und marschierte ins Hotel und durch die Lobby auf den Pagen-Priester zu. Er lächelte mich giftig an. Als ich die Knochen auf die Theke schüttete, schwand sein Lächeln, sein Gesicht verzog sich wütend.

«Sind das Ihre Knochen?» fragte ich.

Er starrte mich wortlos an.

«Legen Sie mir diese Knochen nicht noch einmal vor die Tür. Sonst bringe ich sie nicht nur zurück, sondern werde dafür sorgen, daß Sie sie in meiner Gegenwart verspeisen.»

Ich drehte mich um und ging zur Diskothek zurück. Dort war noch immer eine Menschenmenge versammelt, um zu sehen, wie die Auseinandersetzung ausgegangen war.

Ich schloß die Tür auf und verkündete: «Wie Sie sehen, geht es mir gut. Es ist mir nichts passiert.»

Stumm starrten sie mich an.

«Ich möchte Sie einladen, hereinzukommen und meine heilende Energie mit mir zu teilen», sagte ich lächelnd. Mit einem Jubelschrei setzten die Leute sich in Bewegung.

Während meines Aufenthalts auf der magischen Insel fuhr ich mit meinen Heilungen in der Diskothek fort und hatte keine weiteren Probleme mit dem Pagen-Priester. Er hatte offensichtlich erkannt, daß meine Heilenergie stärker als sein Voodoo war, und grüßte freundlich, wenn wir einander begegneten.

Der Guru

Eines Nachmittags war mein Center in Santa Monica überfüllt, im Wartezimmer drängten sich viele Menschen sowie ein Hund, eine Katze, eine Wüstenspringmaus und ein Papagei. Ich legte dem Hund, der auf dem Wohnzimmersofa lag, die Hand auf und beobachtete dabei durch das Fenster, wie eine Gruppe von Leuten in orangefarbenen Gewändern die Einfahrt heraufkam.

Ich ging zur Tür und sagte: «Es tut mir leid, aber im Center ist heute kein Platz mehr.»

Einer der Männer trat einen Schritt vor. «Kein Problem, es macht uns nichts aus, auf dem Rasen zu warten.»

«Gut», antwortete ich. «Ich werde Sie so bald wie möglich hereinbitten.»

Nachdem ich auch die Tiere fertigbehandelt hatte, ging ich nach draußen. Etwa 15 Jünger hatten sich im Kreis um ihren Guru niedergelassen. Der Mann, mit dem ich gesprochen hatte, stand auf und stellte sich vor.

«Ich bin der Assistent dieses verehrten Gurus», sagte er und reichte mir die Hand.

«Angenehm. Was kann ich für Sie tun?»

«Es geht nicht um mich, sondern um meinen Meister. Er hat in letzter Zeit gesundheitliche Probleme und möchte Sie um Hilfe bitten.»

Der Guru saß im Lotussitz, während ich meine Hand mit ein paar Zentimetern Abstand über sein Herz und sein Kronen-Chakra hielt. Nach einigen Minuten nickte er und signalisierte, daß es ihm besser gehe. Er sprach offenbar kein Englisch. Er flüsterte seinem Assistenten etwas zu und marschierte dann mit seinen Anhängern fort. Der Assistent blickte ihnen nach und wandte sich an mich.

«Danke», sagte er. «Der Meister war mit Ihrer Hilfe sehr zufrieden.»

«Keine Ursache», antwortete ich.

Damit war die Angelegenheit erledigt, und ich kehrte ins Haus zurück.

Etwa zwei Monate später rief mich der Assistent an.

«Bitte kommen Sie heute abend zum Haus des Gurus», bat er. «Mein Meister möchte Sie zum Essen einladen. Ich gebe Ihnen die Adresse, und wir erwarten Sie dann um 19 Uhr. Sein Haus befindet sich ganz oben auf einem Berg in Beverly Hills.»

Guten Gewissens nahm ich die Einladung an. Schließlich hatte ich dem alten Geizkragen einen Gefallen getan, und er hatte es nicht für nötig befunden, sich auf irgendeine Weise erkenntlich zu zeigen. Außerdem liebe ich indisches Essen. Vielleicht würde er sich mit einem großartigen Abendessen oben auf seinem Berg revanchieren. Um 18 Uhr zog ich ein sauberes Hemd an und machte mich auf den Weg nach Beverly Hills.

Es war Mitte Juli und entsprechend heiß. Nachdem der Assistent mir die Tür geöffnet hatte, bat ich um ein kühles Getränk. Er brachte mir ein großes Glas Eiswasser und führte mich durch ein Labyrinth von Gängen und Zimmern, bis wir das Appartement des Gurus erreichten. Es war so luxuriös ausgestattet, daß ich mich inmitten dieser Pracht plötzlich unwohl fühlte.

Der Guru hielt inmitten einer Ansammlung von Jüngern hof. Als ich den Raum betrat, bedeutete er ihnen zu gehen und gab mir ein Zeichen, auf einem weißen Samtsofa Platz zu nehmen. Als ich mit dem Glas in der Hand über den dicken Teppich auf ihn zuging, stolperte ich und verschüttete Wasser auf den weißen Samt.

Es war mir peinlich, und ich versuchte es zu überspielen, indem ich sagte: «Ich werde kein Honorar für die Segnung des Sofas verlangen.» Keine Reaktion. Weder ein Lächeln noch ein

Augenzwinkern. Ich sprach langsam wie mit einem Kind oder einem geistig Minderbemittelten: «Ich werde Ihren Assistenten holen, damit er für uns dolmetscht.»

«Ich spreche Englisch», sagte der Guru und musterte mich eingehend.

«Warum haben Sie dann nicht mit mir gesprochen, als Sie mich im Center besucht haben?»

«Ich sah keine Veranlassung dazu.» Er legte eine Kunstpause ein und fuhr fort: «Ich möchte Ihnen etwas zeigen.» Mit diesen Worten öffnete er einen Aktenkoffer, der bis zum Rand mit Hundert-Dollar-Noten gefüllt war.

Ich betrachtete den Inhalt und dachte: Nun, Egidio, das ist nicht ganz das indische Essen, das du erwartet hast, was? So viel Geld kann einen Heiler, der stets am Rande des Ruins steht, erheblich aus der Ruhe bringen.

«Sie können Ihr erstes Monatsgehalt herausnehmen», sagte er.

«Wie bitte? Ich verstehe Sie nicht.»

«Greifen Sie zu. Nehmen Sie einfach eine Handvoll Scheine.»

«Wofür?»

«Ich möchte Sie als meinen persönlichen Heiler engagieren.»

«Das geht nicht», erwiderte ich. «Ich bin für alle Menschen da, nicht nur für einige Auserwählte. Ich kann weder ausschließlich für Sie noch für irgend jemand anderen arbeiten; das ist nicht meine Bestimmung. Aber ich werde gern ein paar Scheine aus dem Koffer nehmen, wenn Sie es wünschen.»

Das ärgerte ihn, und er drohte mir wie einem Kind mit dem Zeigefinger: «Wenn Sie nicht mein persönlicher Heiler werden, will ich Sie nicht hier haben. Gehen Sie!»

«Aber ich habe doch noch gar nicht zu Abend gegessen», sagte ich. Diese Art von Humor verstand er nicht.

«Raus!» sagte er und klingelte nach seinem Assistenten, der mich durch das Labyrinth des Anwesens in ein großes Eßzimmer eskortierte.

«Warten Sie hier, bis das Abendessen serviert wird», sagte er, drehte sich um und verschwand.

Oje, dachte ich. Das ist alles sehr interessant und lustig, hoffentlich ist auch das Essen gut. Ich wurde nicht enttäuscht. Der Raum war elegant, und die Tafel stand ihm in nichts nach. Bald trafen weitere Gäste ein, und ich genoß eines der besten Currygerichte, die ich je gegessen hatte. Nach dem Essen begleitete mich der Assistent zur Tür.

«Ich wünsche Ihnen eine gute Nacht», sagte ich mit einer, wie ich glaubte, formvollendeten orientalischen Verbeugung. «Es tut mir leid, daß ich dem Wunsch Ihres Gurus nicht nachkommen konnte, aber mein Weg ist mir vorbestimmt, und ich muß ihm folgen.»

Auch er verbeugte sich und schloß die Tür.

Das war es dann wohl, dachte ich, aber seltsamerweise kreuzten sich unsere Wege noch einmal.

Ein paar Jahre später wurde ich am Zoll des Moskauer Flughafens lange aufgehalten. Zufällig sah ich mich um und erkannte den Assistenten des Gurus, der auf mich zustürzte.

«Das Flugzeug des Gurus ist bereits auf der Rollbahn, wir warten nur noch auf die Starterlaubnis, um nach Indien zu fliegen», sagte er atemlos. «Er ist bereit zu vergessen, was damals in Beverly Hills vorgefallen ist, und gibt Ihnen die Chance, sein Angebot noch einmal zu überdenken. Steigen Sie einfach ins Flugzeug, und wir kümmern uns um die Zollabfertigung.»

Einen Moment lang überlegte ich, aber ich wußte, daß meine Ziele anders gesteckt waren. «Ich fühle mich sehr geschmeichelt, wirklich. Sagen Sie Ihrem Meister, daß ich sein Angebot erneut ablehnen muß. Ich kann nicht nur ihm allein dienen.» Meine Erklärung schloß ich mit einer orientalischen Verbeugung ab. «Bitte richten Sie Ihrem Guru meine Grüße aus.»

Der Mann sah mich eine Weile an, verbeugte sich ebenfalls und verließ mich ebenso schnell, wie er gekommen war. Als ich meinen Blick wieder auf den unfreundlichen russischen Zollbeamten richtete, lächelte ich. Wenn man die richtige Entscheidung getroffen hat, kann man sich selbst mit der Bürokratie anfreunden.

Die Kunst des Manifestierens

Viele Menschen möchten lernen, wie sie Dinge manifestieren können, die ihrem Leben eine positive Wende verleihen. Bei der «Offenen-Augen-Meditation» üben wir «Lernen zu manifestieren», indem wir das Master-Mind-Prinzip anwenden. Der Master Mind, oder übergeordnete Geist, ist ein anderes Wort für Gott, dem die Menschen unterschiedliche Namen geben.

Sinn und Zweck eines solchen Kurses ist es, einen bewußten Kontakt mit dem Universum herzustellen. Damit die Teilnehmer ein höheres Bewußtsein und Kraft wahrnehmen können, müssen sie sich des übergeordneten Geists in sich selbst bewußt werden. Ein Master-Mind-Kurs dient nicht dazu, gegenseitig Probleme zu lösen, sondern dazu, Probleme aus anderen Perspektiven zu betrachten, zu heilen oder das Bewußtsein für den Master Mind zu entwickeln.

Betty war eine charmante Frau, die für jeden Menschen, außer sich selbst, beliebige Dinge manifestieren konnte. Eines Tages erschien sie zum Kurs und sagte: «Gene, ich habe ein Problem. Ich brauche dringend einen Job.»

Das war eine gute Nachricht, denn endlich einmal erbat Betty etwas für sich selbst. «Rufen Sie das Universum an», riet ich ihr. Und sie rief:

«Gott, ich brauche einen Job.»

Zum nächsten Kurstermin verkündete mir Betty: «Gene, ich habe einen Job gefunden, aber jetzt brauche ich ein Auto, um dorthin zu gelangen.»

«An die Arbeit», sagte ich, «Sie wissen, was zu tun ist.»

Die Woche darauf fuhr sie in einem roten Mazda vor.

Betty war in zwei kurzen Wochen eine außergewöhnliche «Manifestations-Leistung» gelungen. «Meine Liebe», sagte ich, «Sie können stolz auf sich sein. Sie haben es geschafft.»

«Und das ist noch nicht alles, Gene», meinte sie. «Nachdem ich den Job und das Auto hatte, hat mir gestern mein Freund, der nach Afrika gezogen ist, einen Heiratsantrag gemacht und mich gebeten, ebenfalls nach Afrika zu kommen.» Sie strahlte über das ganze Gesicht. «Ich werde annehmen, Gene. Ich liebe diesen Mann und werde ihn heiraten.»

«Wunderbar!» rief ich.

Plötzlich wurde sie ganz geheimnisvoll: «Gene, ich weiß, daß Sie in Trance an andere Orte reisen können. Ich werde die nächsten Jahre in Afrika wohnen und kenne dort niemanden. Wenn es Ihnen möglich ist, sollten Sie einmal kommen.»

Sechs Monate später kam ein Brief aus Afrika.

Lieber Gene,

mein Mann und ich möchten Ihnen für Ihren Besuch danken. Auch mein Mann ist jetzt vollkommen überzeugt, denn wir beide haben Sie gesehen.

Ich hoffe, daß Sie bald einmal wiederkommen.

Betty

Im tiefen Süden

Eines Tages erreichte uns ein Anruf im Center; nach einiger Diskussion teilte mir meine Assistentin Barbara mit, daß mich jemand dringend sprechen wollte.

«Hallo», sagte ich. «Was kann ich für Sie tun?»

«Ich heiße Kim, und meine Mutter ist sehr krank», erklärte die Anruferin.

«Möchten Sie einen Termin vereinbaren?»

«Das ist es ja gerade. Meine Mutter ist zu krank, um zu reisen, und meine Brüder und ich wollten Sie bitten, zu uns zu kommen.»

«Normalerweise geht das nicht», erwiderte ich. «Wo wohnen Sie denn?»

«Wir wohnen im Süden», antwortete sie. «Ich weiß, daß es hier eine Menge Leute gibt, die sich sehr gern von Ihnen behandeln lassen würden. Falls Sie sich entschließen, meine Mutter zu behandeln, könnten wir auch die anderen Leute zusammenrufen, damit es sich für Sie lohnt.»

Ich war etwas skeptisch, aber sie klang so verzweifelt, daß ich sagte: «Gut, ich denke, das läßt sich einrichten. Das einzige, was ich brauche, ist ein Flugticket und etwas Geld, um die Kosten zu decken, die durch meine Abwesenheit im Center entstehen.»

«Kein Problem, wir werden das regeln», versicherte sie mir.

«Ich schlage vor, daß ich in drei Monaten komme. Das läßt Ihnen genug Zeit, meinen Aufenthalt zu organisieren. Was halten Sie von den ersten beiden Wochen im Juni?»

«Wir werden alles vorbereiten», sagte Kim.

Der April kam und ging, ebenso der Mai, und das Flugticket war immer noch nicht eingetroffen. Ich glaubte immer weniger daran, daß die Reise in den Süden zustande kommen würde, aber Kim rief mich regelmäßig an und erklärte, sie und ihre Familie arbeiteten die Details aus, also vertraute ich ihr.

«Sie wissen, es ist jetzt Mitte Mai. Was ist eigentlich mit dem Flugticket?» hakte ich während eines ihrer vielen Anrufe nach.

«Keine Sorge, alles läuft nach Plan, Sie werden sehen», beschwichtigte mich Kim.

Je mehr ich darüber nachdachte, desto sicherer war ich, daß diese Reise wichtig war. Ich wußte aber auch, daß das Flugticket nie bei mir eintreffen würde.

In der letzten Maiwoche rief Kim mich abermals an. «Hören Sie», sagte sie, «kaufen Sie einfach das Ticket, und wir werden Ihnen die Kosten zurückerstatten, wenn Sie hier sind.»

Instinktiv wußte ich, daß dies ein leeres Versprechen war, aber ich kaufte das Ticket und machte mich auf die Reise, die einen ganzen Tag in Anspruch nahm und bei der ich dreimal umsteigen mußte. Schließlich kam ich auf einem winzigen Flughafen in einer abgelegenen Gegend an.

Ich stieg aus dem Flugzeug und blickte mich um; niemand war gekommen, um mich abzuholen. Mir blieb keine andere Wahl, als zu warten. Nachdem ich über eine Stunde auf dem menschenleeren Flughafen herumgesessen hatte, kam ein schwarzes Paar in wallenden, farbenfrohen afrikanischen Gewändern auf mich zu.

Aha, sie haben mich also doch nicht vergessen, dachte ich.

Die Frau streckte mir die Hand entgegen: «Hallo, ich bin Kim, und das ist mein Bruder.»

«Es freut mich, Sie kennenzulernen», sagte ich. «Ich hatte schon befürchtet, Sie hätten meine Ankunft vergessen.»

«Nein, nein», sagte sie, ohne sich die Mühe zu machen, sich für die Verspätung zu entschuldigen. «Wir haben ein Zimmer für Sie in unserem Haus vorbereitet. Es kann also losgehen.»

«Gut.»

«Für morgen haben wir ein Treffen mit einem Freund arrangiert, der Geistlicher ist, und für übermorgen mit dem Vorstand einer hiesigen Kirchengemeinde.»

«Das könnte Probleme geben», sagte ich und kratzte mich am Kopf. «Sehen Sie, ich gehöre keiner Religion an, und in der Regel nehmen Kirchenmitglieder ungern jemanden in ihrer Mitte auf, der nicht demselben Glauben angehört.»

«Das ist hier anders», versicherten mir die Geschwister. «Diese Leute werden sie willkommen heißen. Ein Geistlicher erwartet Sie sogar bei uns zu Hause. Er ist Pfarrer einer großen protestantischen Gemeinde.»

«Ich wäre überrascht, wenn er mich akzeptierte», wiederholte ich.

Als wir bei ihnen zu Hause ankamen, warteten der Pfarrer und seine Frau bereits im Wohnzimmer. Zur Begrüßung streckte ich ihnen die Hand entgegen.

«Guten Tag, ich bin Gene Egidio.»

Abweisend sah er mich an und verweigerte den Handschlag. «Welcher Religion gehören Sie an?» wollte er wissen.

«Meine Heilungen haben mit Religion nichts zu tun», sagte ich möglichst leichthin.

«Wenn Sie meinen Glauben nicht teilen, werden Sie nicht für mich beten, und ich verbiete Ihnen, meine Gemeindemitglieder zu sehen.»

Das Wort «heilen» benutzte er nicht. Statt dessen fuhr er streng fort: «Ich lasse es nicht zu, daß Sie für meine Gemeinde beten.» Dann nahm er seine Frau bei der Hand und schritt zur Tür.

Ich war den ganzen Tag unterwegs gewesen und sehr müde; eigentlich wollte ich mich nun ausruhen, konnte aber der Versuchung nicht widerstehen zu sagen: «Falls Sie die Schmerzen in Ihrer Brust loswerden wollen, können Sie ja wiederkommen.»

Er war schon halbwegs zur Tür hinaus und drehte sich noch einmal um. «Woher wissen Sie von meinen Schmerzen in der Brust? Das ist ein eindeutiger Beweis dafür, daß Sie mit dem Teufel im Bunde sind!»

Schnell schob er seine Frau aus dem Zimmer, und meine armen Gastgeber waren sehr bedrückt.

«Das wird sich bei allen Geistlichen wiederholen, mit denen Sie eine Verabredung für mich getroffen haben», erklärte ich Kim und ihrem Bruder. «Aber seien Sie unbesorgt, Ihr Freund wird zurückkommen, sobald er seine Frau nach Hause gebracht hat. Er möchte von mir behandelt werden, aber es soll nicht publik werden, daß er mir erlaubt hat, mit ihm zu arbeiten.»

«Das kann ich mir nicht vorstellen», meinte Kim. «Es war doch deutlich, daß er Sie nicht in seiner Nähe oder der seiner Gemeindemitglieder sehen will.»

«Warten Sie ab», beharrte ich.

Eine Stunde später klopfte es.

«Es ist beinahe Mitternacht. Wer kommt denn um diese Zeit noch bei uns vorbei?» fragte Kim.

«Das werden wir herausfinden», sagte ich auf dem Weg zur Tür.

Der Pfarrer kam herein, baute sich vor mir auf und sagte: «Ich werde das Versuchskaninchen für meine Gemeindemitglieder spielen und mich von Ihnen behandeln lassen.»

«Gern, begleiten Sie mich ins Nebenzimmer. Bitte legen Sie sich dort aufs Bett.»

Er gehorchte. Ich arbeitete ein paar Minuten mit ihm, dann schlief er ein. Später stellte sich heraus, daß er auf dem mir zugedachten Bett lag, so daß ich warten mußte, bis er aufwachte.

Nach etwa eineinhalb Stunden erwachte er und kam ins Wohnzimmer zurück.

«Sagen Sie unseren Gastgebern, ob Sie immer noch Schmerzen in der Brust haben», forderte ich ihn auf und blickte ihm direkt in die Augen.

«Nein, sie sind verschwunden. Gott sei Dank, sie sind weg.»

«Das freut mich wirklich für Sie. Jetzt werde ich mich zurückziehen, ich brauche dringend Schlaf.» Mit diesen Worten ging ich in mein Zimmer.

Es war eine heiße, schwüle Nacht, und es gab keine Klimaanlage, weshalb ich das Fenster so weit wie möglich öffnete.

Ich zog meine Kleider aus, legte mich nackt aufs Bett und fiel bald in einen tiefen Schlummer. Kurz darauf wurde ich durch ein helles Licht geweckt. Ich glaubte schon, ein Wunder sei geschehen, ein Zeichen, daß eine höhere Macht mit mir in Verbindung treten wollte. Verwirrt blinzelte ich mit den Augen, um wieder in die Realität zu finden. Als ich mich aufsetzte, stellte ich rasch fest, daß es sich nicht um ein Wunder, sondern um die Deckenlampe handelte, die mir ins Gesicht leuchtete. Müde und verschwitzt, wie ich war, dröhnte ich: «Wer schaltet denn mitten in der Nacht dieses verdammte Licht an?»

Eine Antwort erhielt ich nicht. Da lag ich nun splitternackt und ohne Laken auf dem Bett, konnte mich nirgendwo verstecken, und als ich mich umdrehte, nahm ich drei Gestalten wahr, die betend neben meinem Bett knieten. Ein Schock durchfuhr mich. Glauben Sie mir, es dauerte eine ganze Weile, bis ich meine Fassung wiedergewann.

Mittlerweile war ich mir nicht mehr sicher, aus welchem Grund man mich eingeladen hatte. Die Bräuche dieser Gemeinde unterschieden sich von allem, was ich gewohnt war. Insgeheim fragte ich mich, ob ich nicht als Hauptgang für das Frühstück vorgesehen war.

Ich blickte auf die gesenkten Köpfe hinunter und fragte: «Was ist los? Warum knien Sie vor meinem Bett?»

«Nichts ist los», erwiderte Kim. «Es ist Zeit für unsere Morgenandacht, und Sie sollen vorbeten.»

Da ich diesen Eingriff in meine Privatsphäre so schnell wie möglich hinter mich bringen wollte, mußte ich ihrer Bitte nachkommen. In ein Laken gewickelt stieg ich aus dem Bett und kniete neben ihnen nieder. Ich segnete alles und jeden, und was immer ich sagte, mußte sie zufriedengestellt haben, denn sie standen auf und verließen das Zimmer.

«Wie spät ist es?» fragte ich.

«Halb sechs. Wir stehen immer bei Sonnenaufgang auf.»

«Ich werde noch ein wenig schlafen.»

«In Ordnung», sagte Kim.

Ich erhob mich, schaltete das Licht aus und legte mich wieder ins Bett. Kaum war ich eingeschlafen, wurde das Zimmer mit einem Schlag wieder hell.

Alle drei kamen herein, und Kim sagte: «Das Frühstück ist fertig.»

Es hatte keinen Zweck mehr zu schlafen, also stand ich unwillig auf, zog mich an und setzte mich an den Tisch.

Nach dem Frühstück erkundigte ich mich nach dem Programm für den Tag.

Kim lächelte. «Wir werden versuchen, ein paar Leute zusammenzurufen, die Sie hier behandeln können.»

«Wie bitte, Sie haben das noch nicht arrangiert?» fragte ich bestürzt.

«Nein.»

«Aber Sie haben mir doch gesagt, daß viele Leute Interesse an einer Behandlung hätten.»

«Wir konnten nichts organisieren, weil unser Telefon nicht funktioniert.»

«Was ist denn mit dem Telefon?» fragte ich.

«Es geht einfach nicht.»

Nach einigem Nachbohren fand ich schließlich heraus, daß das Telefon gesperrt war, weil sie die Rechnung nicht bezahlt hatten.

Natürlich bezahlte ich sie. Am Vormittag kam eine Nachnahmesendung aus Afrika, eine Lieferung mit Kräutern. Ihren Lebensunterhalt verdiente Kims Familie mit der Herstellung verschiedener Mixturen für Heilzwecke. Auch das ging zu meinen Lasten. Bis dahin hatte ich aus eigener Tasche etwa 800 Dollar aufgewendet. Die Ausgabe störte mich nicht so sehr wie die Tatsache, daß Kim keine Vorbereitungen für meine Arbeit getroffen hatte. Sie hatte mir all diese Versprechungen gemacht, damit ich zu ihnen reisen und ihre Mutter behandeln würde, die bisher überhaupt noch nicht in Erscheinung getreten war. Ich war nicht wütend, aber ich versuchte ihr das klarzumachen.

«Was Sie getan haben, war nicht richtig, Kim. Sie haben Versprechungen gemacht, obwohl Sie wußten, Sie würden diese nicht halten, nur damit ich nach Ihrer Mutter sehe. Sie haben mich absichtlich getäuscht, und das ist nicht die Art, wie Menschen miteinander umgehen sollten.»

«Jetzt wo das Telefon wieder geht, werde ich versuchen, ein paar Leute zusammenzurufen», antwortete sie lediglich.

Den ganzen Vormittag verbrachte sie mit Telefonieren. Einige ihrer Bekannten sagten dann tatsächlich zu, später vorbeizukommen. Wenn es auch nicht viele waren, so erzielten wir doch sehr gute Ergebnisse mit den Anwesenden. Dann schlug Kim vor, in eine andere Kleinstadt zu fahren, in der Bekannte wohnten.

Die Menschen, die ich dort kennenlernte, waren Nachfahren der Sklaven, die in dieses Land verschleppt worden waren. Obwohl die Zeiten der Sklaverei längst vorbei sind, war es auffallend, welche ungeheure Macht die Gemeindeführer, vor allem die Geistlichen, über diese Menschen hatten.

Ich erinnere mich besonders an eine Frau, die zur Behandlung kam. Nach etwa einer Stunde war ihr Energiefeld wiederhergestellt, und sie sah strahlend gesund aus.

«Es sieht so aus, als wären Sie bereit, heute abend zum Tanzen zu gehen», merkte ich an.

«Ich tanze nur mit dem Herrn», erwiderte sie.

«Nun, da haben Sie sich den besten Partner ausgesucht», meinte ich. «Wie fühlen Sie sich?»

«Nicht so gut», antwortete sie.

«Was ist denn mit Ihnen?»

«Ich habe Krebs.»

Das überraschte mich, denn ich konnte keine derartigen Schwingungen in ihrem Körper wahrnehmen und mir nicht erklären, weshalb sie mir verborgen blieben.

«Wann wurde die Diagnose gestellt?» fragte ich.

«Ich war bei keinem Arzt.»

«Woher wissen Sie dann, daß Sie Krebs haben?»

«Der Pfarrer meiner Kirche sagte, ich leide an Krebs, weil ich gesündigt habe.»

Ich war sprachlos. Schließlich fragte ich: «Wie lange wissen Sie das schon?»

«Er hat es mir vor etwa drei Jahren gesagt, nachdem ich etwas getan hatte, von dem er meinte, daß Gott es mißbillige.»

«Ich verstehe», sagte ich. Es war schon schlimm genug, mit einer solchen «Diagnose» leben zu müssen. Noch bedrückender war jedoch die Tatsache, daß es Menschen gab, die derartige Aussagen machten.

Diese Situation setzte mir schwer zu, und ich bat meine Veranstalter, ein Treffen mit diesem Geistlichen in die Wege zu leiten. Sie spürten meine Verärgerung und weigerten sich. So beschloß ich, ein ausführliches Gespräch mit der Frau zu führen.

«Wissen Sie, die Kraft, die der Pfarrer Ihnen genommen hat, gehört Ihnen ganz allein, und ich finde, Sie sollten diese Kraft zurückgewinnen. Sie sind eine sehr gesunde Frau, mit einer guten Ausstrahlung, und Sie sollten diese negativen Dinge nicht glauben. Erstens ist das alles nicht wahr, und zweitens hat er das nur gesagt, um Macht über Sie auszuüben.»

Drei Tage verbrachte ich in jener Stadt und war erschüttert über die Rückständigkeit. Ich traf Menschen, die meinten, ihre Kinder züchtigen zu müssen, weil ihr Verhalten nicht den Geboten Gottes entsprach. Es war erschreckend.

In den letzten beiden Tagen hatte sich die Nachricht über meinen Aufenthalt verbreitet, und 50 Menschen erschienen in der kleinen Wohnung. Am letzten Tag waren die Leute überall verteilt, auf Stühlen, Betten, Sofas und auf dem Boden. Während ich meine Runden drehte, erschien eine Gruppe von fünf Leuten mit aufgeschlagenen Bibeln in der Hand. Sie folgten mir auf Schritt und Tritt während meiner Arbeit und beteten zum Herrn, daß er mich erretten möge. Sie machten kein Hehl daraus, daß ich ihrer Meinung nach ein Werkzeug des Teufels sei.

Wir befanden uns im Amerika des 20. Jahrhunderts, und doch schien ich eine Zeitreise in frühere Jahrhunderte angetreten zu haben, in denen die Hexenjagd ein beliebter Zeitvertreib war. Das Bewußtsein der Menschen in dieser ländlichen Gegend war kaum ausgeprägt, und bis dort ein höheres Bewußtsein erreicht werden kann, wird sich solch erschreckendes Verhalten fortsetzen. Ich hatte zwar instinktiv erfaßt, daß ich in den

Süden reisen mußte, aber ich hatte mir nicht vorstellen können, was mich erwartete, bevor ich es mit eigenen Augen sah.

Die Geschichte der Frau war kein Einzelfall. Es gab viele andere Vorfälle, aber auch ergreifende Momente. Zum Beispiel traf ich einen Zehnjährigen, der Probleme mit einem Bein hatte und kaum gehen konnte. Nach der Behandlung lief er ohne Schwierigkeiten. Er war so glücklich, daß er mir zwei Rollen mit Pennys gab und sagte: «Ich möchte Ihnen helfen. Ich habe diese Pennys lange gespart, und jetzt sollen Sie sie haben. Das ist leider alles, was ich Ihnen geben kann.»

Es war eine rührende und erstaunliche Geste.

«Ich möchte, daß du diese Pennys behältst und weiter sparst, damit du später einmal genug Geld für eine Ausbildung hast.»

«Danke», sagte er. «Das werde ich tun.»

Am Ende des dritten Tages wurde ich zum Flughafen zurückgebracht. Ich verließ den Süden ohne Bitterkeit, aber mit äußerst leeren Taschen. Seltsamerweise tauchte die Mutter von Kim, die ich angeblich heilen sollte, in der ganzen Zeit niemals auf, und auf diesbezügliche Fragen erhielt ich einfach keine Antwort.

Ich vermute, daß mir diese Reise in den Süden als weitere Lektion dienen sollte. Ich habe wirklich keine Vorurteile gegen Menschen, die solche Überzeugungen vertreten, denn wir werden alle irgendwann einmal am selben Ort ankommen. Wir schlagen nur unterschiedliche Wege ein, und einige davon dauern länger als andere. Wir alle sind hier, um uns diesen Weg gegenseitig mit lehrreichen Erfahrungen zu erleichtern.

Ich lebe in Kalifornien, und dort ist das kollektive Bewußtsein viel stärker entwickelt als in der kleinen ländlichen Gemeinde, die ich besuchte. Wenn wir uns entscheiden, Teil eines höher entwickelten kollektiven Bewußtseins zu werden, stehen uns mehr Möglichkeiten zur Verfügung, unsere Wünsche in die Tat umzusetzen und unsere Ziele zu erreichen.

Das kollektive Bewußtsein, für das wir uns entscheiden, spielt eine besonders wichtige Rolle bei unserer Lebensgestaltung. Natürlich können wir wählen, was wir in unserem Leben erreichen möchten. Das ist die Würze des Lebens, die ich als «freien Willen» bezeichne und die uns einen Bereich eröffnet, in dem wir uns ausdrücken können. Aber auch das kollektive Bewußtsein innerhalb der Gruppe, der wir angehören, nimmt darauf einen bedeutenden Einfluß.

Während meines siebentägigen Aufenthalts in dieser Kleinstadt im Süden war ich mit sieben oder acht verschiedenen religiösen Gemeinschaften konfrontiert worden, und als ich mich von meinen Gastgebern am Flughafen verabschiedete, verspürte ich eine große Erleichterung. Ich dankte Gott, daß ich meine eigene Kirche in mir trug und nicht in ein von Menschenhand errichtetes Gebäude aus Marmor, Stein und Mörtel oder Holz gehen mußte, um meine Religion auszuüben.

Denn ich halte mich an das, was ich anderen immer wieder sage: «Wir alle sind spirituelle Wesen, hier auf der Erde zur körperlichen Erfahrung, und nicht körperliche Wesen, die zur spirituellen Erfahrung hier sind.»

In der kurzen Zeit, in der ich nun meine Heiltätigkeit ausführe, hatte ich das große Glück, viele spirituelle Menschen kennenzulernen. Besonders bewundere ich Manny P. Hall, Billie Baker, Valerie Hunt und J. Donald Walters. Sie alle tragen das Bewußtsein in sich selbst und haben damit eine Grundlage für ihre Arbeit gefunden.

Tiere und Pflanzen

Meine Arbeit konzentriert sich im wesentlichen auf Menschen, und doch habe ich auch zu Tierheilungen meinen Teil beigetragen. Einmal wurde ich mitten in der Nacht durch das Telefon aus dem Tiefschlaf gerissen. Ich sah auf die Uhr: halb vier.

Entweder hat sich jemand verwählt, oder es ist ein Notfall, dachte ich, nahm ab und hörte die verzweifelte Stimme einer Frau, die vor Weinen kaum sprechen konnte.

«Ich habe ihn gerade in die Klinik gebracht», schluchzte sie, «aber es ist nicht damit zu rechnen, daß er überleben wird. Sie müssen mir helfen.»

«Ich werde tun, was ich kann», sagte ich.

«Ich hole Sie in zehn Minuten zu Hause ab und fahre Sie zur Klinik.»

Notgedrungen sagte ich zu.

Schnell zog ich mich an, und tatsächlich fuhr etwa zehn Minuten später ein Wagen die Einfahrt hoch und hupte. Wir rasten zur Klinik. Während der Fahrt wiederholte die Frau immer wieder, daß die Ärzte ihm keine Überlebenschance einräumten.

«Ich weiß nicht, wie das passieren konnte», sagte sie. «Es ging ihm gut, und von einer Sekunde auf die andere wurde er so krank, daß er mich nicht einmal ansah, als ich mit ihm sprach. Und er konnte auch keine Nahrung mehr zu sich nehmen. Das hat sich alles binnen 24 Stunden ereignet, ohne Vorwarnung, einfach so! Und als ich ihn in die Klinik brachte, sagten mir die Ärzte, daß er die Nacht wohl nicht überstehen werde.»

Ich war mir nicht sicher, um welche Krankheit es sich handelte, und die Frau war zu aufgewühlt, um es zu erklären. Ich beschloß abzuwarten.

Als wir in die Einfahrt zur Klinik einbogen, erkannte ich zu meiner großen Überraschung, daß es sich um eine Tierklinik handelte. Ihr *Hund* war krank.

Nun gut, dachte ich, wenn ich schon einmal hier bin, werde ich mein möglichstes versuchen. Und so verbrachte ich die Nacht damit, eine Reihe von Hunden und Katzen zu behandeln. Der Hund der Frau erholte sich, und sie konnte ihn am nächsten Tag wieder mit nach Hause nehmen.

Normalerweise arbeite ich auch mit Tieren in meinem Center, aber als ein Paar wegen seiner kranken Schlange anrief, weigerte ich mich.

Schlangen habe ich noch nie gemocht und wollte so ein Tier auch nicht im Center haben. Die Besitzer waren ob meiner ablehnenden Haltung so entrüstet, daß ich mich schließlich bereit erklärte, eine Fotoheilung für die kranke Schlange durchzuführen.

Soweit ich weiß, ist die Schlange genesen, denn ich habe nie wieder etwas von ihren Besitzern gehört.

Während einer meiner Reisen nach Leningrad – seit 1991 heißt die Stadt wieder St. Petersburg – wurde ich gebeten, seltene Pflanzen im Botanischen Garten zu heilen, die zu sterben drohten. Mit der Heilung von Pflanzen hatte ich mich noch nie befaßt, aber ich wußte, daß alle Kreaturen eine Lebenskraft besitzen, und willigte ein.

Die Russen, so erfuhr ich später, akzeptieren die Tatsache, daß Pflanzen eine Lebenskraft innewohnt. Das ist im wesentlichen auf die bahnbrechenden Untersuchungen des russischen Naturwissenschaftlers Semjon Kirlian zurückzuführen, der eine Technik entwickelte, um die Energiefelder – oder Auren – von Pflanzen fotografisch festzuhalten.

«Kennen Sie die Kirlian-Fotografie?» fragte mich die Dolmetscherin auf dem Weg zum Botanischen Garten.

«Ich habe einige Aufnahmen gesehen», antwortete ich. «Wußten Sie, daß die Aura einer Person abnimmt, wenn diese fotografiert wird, nachdem sie einen Cheeseburger und Pommes frites gegessen hat?»

«Nein, das ist mir neu», antwortete sie.

«Und entsprechend größer erscheint die Aura auf dem Foto, wenn diese Person rohes Gemüse und Früchte zu sich genommen hat. Das sagt doch eine Menge darüber aus, wie der Körper auf unsere Ernährungsweise reagiert, nicht wahr?»

«Ja, vermutlich schon. Im Grunde ist es bei Pflanzen dasselbe. Sind sie krank, verändern sich ihre Auren. Die Kirlian-Fotografie wurde in den vierziger Jahren hier in Rußland entwickelt, und Kirlians Arbeit wird heute immer noch weitergeführt.»

«Interessant», antwortete ich höflich. «Eigentlich weiß ich über die Kirlian-Fotografie nur, daß man dafür eine hochspezialisierte Ausrüstung braucht.»

«Ja, Semjon Kirlian hat eine solche Ausrüstung entwickelt. Er setzte einen einfachen Hochfrequenztransformator ein. Daran wurde eine Elektrode angeschlossen, die unter einer Filmplatte angebracht war. Die hochfrequente Spannung an der Elektrode erzeugte auf dem fotografischen Material ein starkes elektrisches Feld, wenn ein geerdeter Gegenstand mit niedrigem Potential, zum Beispiel ein Finger, darauf gelegt wurde. Die Entladung in Form von Blitzen an den Feldlinien zwischen Elektroden und Gegenstand versuchte Kirlian auf Film festzuhalten», erklärte sie.

«Diesen Vorgang kann ich nachvollziehen, denn die Energie fließt immer von der hohen Ladung zur niedrigen. Im Prinzip ist das wie bei meinen Heilungen.»

«Ja, zumindest sehr ähnlich», antwortete die Dolmetscherin. «Aber Kirlian ist noch einen Schritt weiter gegangen. Er mußte blind darauf vertrauen, was die Seher seiner Zeit ihm übermittelten, denn er selbst hatte noch nie eine Aura gesehen. Als Wissenschaftler mußte er rational nachweisen, daß diese Lebenskraft, die nur wenige Menschen wahrnehmen können, tatsächlich existiert. Nach langen Überlegungen entschied er sich, seine Theorie auf der bereits nachgewiesenen Korona um die Sonne aufzubauen. Es war nämlich wissenschaftlich anerkannt, daß Leuchtkörper, wie zum Beispiel Sonne und Mond, einen konzentrischen Lichtkranz abstrahlen. Dieses Phänomen wird Korona-Entladung genannt. Kirlian glaubte, daß auch alle Lebewesen einen Leuchtkörper besitzen, und folgerte daraus, daß auch sie von einem konzentrischen Lichtkranz umgeben sind, die er als Aura bezeichnete», fuhr Maria fort. «Er versuchte, die Korona-Entladungen der Sonne zu fotografieren. Nachdem ihm dies gelungen war, begann er mit Pflanzen und Menschen zu experimentieren. Dabei fand er heraus, daß sich die Auren kranker Menschen eindrucksvoll von den Auren gesunder unterscheiden. Er konnte das auf Film sichtbar machen. Zudem entdeckte er, daß bei einem in zwei Hälften gerissenen Blatt die Aura des ganzen Blattes auf der Fotografie zu sehen ist. Seine Arbeit hat also den Grundstein dafür gelegt, daß Sie heute gebeten wurden, die Pflanzen zu heilen.»

«Ich bin froh, daß niemand diese Behandlung für verrückt hält», sagte ich, während wir uns dem Botanischen Garten näherten.

«Es gibt hier viele exotische Pflanzen», sagte sie.

«Auch fleischfressende? Sie werden mich doch nicht als Mittagessen verspeisen, wenn ich versuche sie zu heilen, oder?» fragte ich scherzhaft.

Sie warf mir einen amüsierten Blick zu. «O nein, das bezweifle ich», sagte sie. «Diese Sammlung enthält Pflanzen aus aller Welt. Diese Gewächshäuser wurden um 1850 erbaut und beherbergten die Sammlung von Anfang an. Sie war der ganze Stolz des Zaren, und zahlreiche brillante Wissenschaftler haben viele Stunden in diesen Gebäuden verbracht, um die Eigenschaften der Pflanzen zu studieren.»

«Ist es das erste Mal, daß die Pflanzen krank sind?» fragte ich, wieder ernst geworden.

«Ja, niemand weiß, was für eine Krankheit es ist oder woher sie kommt.»

«Läßt sich ihre Ursache nicht ergründen?»

«Nein. Und es ist besonders wichtig, diese Pflanzen zu erhalten, denn viele von ihnen sind in freier Natur bereits ausgestorben. Sie sind die einzigen verbliebenen Beweise für die Flora, die einst so üppig auf diesem Planeten gedieh.»

«Das ist schade», sagte ich bedauernd. «Ich kann nicht verstehen, warum die Machthaber dieser Welt nicht erkennen, wie wichtig es ist, für den Erhalt der natürlichen Ressourcen zu sorgen, für die Luft, das Wasser und die Pflanzenwelt. Diese drei Bereiche sind absolut notwendig für das Fortbestehen unserer physischen Existenz, und wir sind dabei, uns und alles andere auf der Erde langsam auszurotten, nur um ein paar Dollar Profit zu machen. Ich hoffe, wir Menschen werden das einsehen, bevor es zu spät ist.»

Vor dem Hauptgebäude hielt der Fahrer an. Mitarbeiter kamen heraus, begrüßten uns und luden uns ein, ihnen zu folgen.

Wir betraten einen großen, majestätisch anmutenden Innenhof, an den Gewächshäuser grenzten, die bis zu drei Etagen hoch waren. Der Architekt dieser imposanten Gebäude hatte ganz offenbar in einer Zeit gelebt, in der Kosten keine Rolle spielten. Als ich genauer hinschaute, sah ich, daß etwa die Hälfte aller Glasfenster zerbrochen oder gesprungen waren und das Heizungssystem im Inneren, 1850 wahrscheinlich einzigartig auf der Welt, heute hoffnungslos veraltet war. Es bestand aus einer Anzahl gewaltiger Riemen, die über Rollen liefen und riesige Ventilatoren unter der Raumdecke antrieben. Die Tatsache, daß das Raumklima nicht mehr intakt war, trug wahrscheinlich zur erhöhten Anfälligkeit der Pflanzen bei. Aber ich war nicht gekommen, um Sanierungsfragen zu erörtern, sondern um mein möglichstes zu tun, den Pflanzen zu helfen.

Der lokale Fernsehsender hatte in der Hoffnung, die Abendnachrichten aufzulockern, ein Kamerateam geschickt, das die Heilung filmen sollte.

Auf unserem Rundgang zeigten die Botaniker abwechselnd auf verschiedene Pflanzen und erklärten der Dolmetscherin, in welchem Zustand sie sich befanden. Sie gab das an mich weiter.

Mit allen Pflanzen, die besonderer Aufmerksamkeit bedurften, arbeitete ich genauso wie mit Menschen durch Auflegen meiner Hände.

Es dauerte den ganzen Vormittag, und als die Heilung beendet war, hatte ich Hunderte verschiedener Pflanzen behandelt, und das Kamerateam hatte den ganzen Vorgang gefilmt. Beim Verlassen des Botanischen Gartens konnte ich den Erfolg meiner Arbeit noch nicht abschätzen, aber während einer späteren Reise erfuhr ich, daß alle Pflanzen überlebt hatten und prächtig gediehen. Dieser Vorfall machte mir wieder einmal bewußt, daß sich ein Ungleichgewicht auf unserem Planeten nicht nur auf die Menschen auswirkt, sondern auf jede lebende Kreatur.

Meine Energie wird gemessen

Anläßlich meines zweiten Besuchs in der Sowjetunion lernte ich Dr. Viktor Slotskij kennen. Er war Leiter einer Moskauer Klinik für Kriegsveteranen mit traumatischen Störungen. Seine Therapie war eine Mischung aus Allgemeinmedizin, etwas Psychiatrie und gesundem Menschenverstand. Da er in erster Linie mit dem menschlichen Geist arbeitete, war er ein überzeugter Vertreter der Heilung durch Handauflegen und der Präsident des Verbandes der Energieheiler.

Die Veranstalter meiner Reise nach Moskau erklärten, es sei eine Ehre für mich, Dr. Slotskij zu begegnen, und so sagte ich zu.

Als wir in sein Büro kamen, fiel mein Blick auf die zahlreichen Fotografien, die ihn zusammen mit bekannten Persönlichkeiten aus aller Welt zeigten. Bei der Betrachtung dieser Sammlung bemerkte ich, daß er eine markante Erscheinung war, sowohl auf den Bildern als auch in Wirklichkeit, etwa 1,95 groß, mit breiten Schultern und schlohweißem Haar. Er trug einen weißen Kittel, der ihm bis zu den Knien reichte, und wirkte sehr förmlich.

«Treten Sie ein, und nehmen Sie Platz», sagte er und reichte mir die Hand. «Ich weiß, daß Sie ein Heiler aus Amerika sind, und ich würde gern Ihr Energiefeld messen. Ich habe ein Gerät konstruiert, das die Energiewerte mißt, und möchte es an Ihnen testen.»

«Einverstanden», erklärte ich lächelnd. «Wir können gleich anfangen.»

Einer seiner Assistenten legte mir ein Band, an dem Kabel befestigt waren, um die Stirn und ein weiteres in Höhe zwischen Nase und Oberlippe um den Kopf.

Dr. Slotskij stand vor mir, während sein Assistent die Zahlen von den Meßinstrumenten ablas. Slotskij runzelte die Stirn und stellte den Regler seines Energiemessers ein, wobei er mich ständig beobachtete.

«Sollte ich irgend etwas fühlen können?» fragte ich.

«Nein, keineswegs, Sie werden nichts spüren», antwortete er.

Während er weiter am Regler drehte, beobachtete er mich prüfend. Schließlich schaltete er das Gerät aus und nahm mir die Bänder ab.

«Sind Sie fertig? Habe ich den Test bestanden?» fragte ich betont beiläufig.

Er antwortete nicht. Statt dessen richtete er seine Handfläche gegen meine Stirn und schritt langsam rückwärts durch den Raum. Auf der anderen Seite angelangt, begann er zu lächeln und klatschte laut Beifall.

«Was ist geschehen?» fragte ich.

Er kam wieder auf mich zu. «Gratuliere. Die Energie, mit der Sie arbeiten, ist so stark, daß auch die Höchstwerte auf der Meßskala nicht dafür ausreichen.»

«Wirklich?»

«Ja. Zuerst dachte ich, das Gerät sei defekt, aber als ich meine Hand gegen Ihre Stirn hielt und langsam zurückwich, konnte ich Ihr Energiefeld auch noch auf der anderen Seite des Raums spüren. Sie sind ein Heiler, im wahrsten Sinne des Wortes.»

«Vielen Dank», antwortete ich.

Diese Bestätigung freute mich sehr, und bald wurden Dr. Slotskij und ich gute Freunde. Wir blieben seither immer in Verbindung, und während meiner verschiedenen Reisen in die Sowjetunion habe ich zeitweise auch in seiner Klinik Heilungen durchgeführt. Bei einem Aufenthalt haben wir gemeinsam mit Kriegsveteranen aus dem Afghanistankrieg gearbeitet. Einige litten an Schlaflosigkeit, andere waren so verstört, daß sie sich auf ein Fingerschnippen hin verängstigt in die Zimmerecke kauerten. Wir erzielten einige gute Resultate bei diesen Männern.

Bei einem anderen Besuch berichtete mir Dr. Slotskij von einer kranken Person mit besonderen Symptomen, die ich mir ansehen sollte. Wie immer kam ich seiner Bitte gern nach, und wir vereinbarten einen Termin.

Kurz nach meiner Ankunft in der Klinik betrat eine junge, gut gekleidete Frau den Raum, offenbar die Patientin. Ihr Englisch war besser als meines, so daß ich ihr problemlos erklären konnte, wie ich die Behandlung durchführen wollte. Nachdem sie sich hingelegt hatte, leitete ich Energie an sie weiter, und sie fiel augenblicklich in Trance. Nach etwa fünf Minuten bemerkte ich kleine Schweißperlen auf ihrem Gesicht. Ich bat Dr. Slotskij um eine Unterredung außerhalb des Zimmers, während jemand anders auf sie aufpassen sollte. Er winkte eine Krankenschwester herein.

«Worüber müssen Sie mit mir sprechen?» fragte Dr. Slotskij.

«Wer ist sie, und woran leidet sie?» fragte ich.

«Sie ist die Tochter eines hohen Funktionärs und leidet an einer unbekannten Viruskrankheit. Mehr kann ich Ihnen nicht sagen.»

«Wo hat sie sich angesteckt?»

«Das weiß niemand, aber sie wird zusehends schwächer und verliert an Gewicht, ganz gleich, wieviel sie ißt.»

«Gibt es noch weitere Fälle dieser Erkrankung?»

«Soweit uns bekannt ist, nein. Sie reist sehr viel, deshalb ist es möglich, daß sie sich im Ausland angesteckt hat.»

Während wir im Flur standen und den Fall erörterten, steckte die Krankenschwester mit besorgtem Gesichtsausdruck den Kopf zur Tür heraus. «Sie sollten hereinkommen und nachsehen», sagte sie.

Dr. Slotskij und ich fanden die junge Frau schweißgebadet vor. Sie sah aus, als habe jemand einen Eimer Wasser über ihr ausgeleert. Ihre Bluse war so naß, daß sie an der Haut klebte.

«Sie schwitzt das Virus aus», meinte ich.

Dr. Slotskij nickte zustimmend, und sie schlief dann noch

eineinhalb Stunden. Als sie erwachte, bat ich die Krankenschwester, ihr trockene Kleidung zu besorgen.

«Wie fühlen Sie sich?» fragte ich, nachdem sie sich umgezogen hatte.

«Sehr merkwürdig», antwortete sie. «Ich bin erschöpft und könnte ewig schlafen.»

«Schlafen Sie nicht ewig, aber versuchen Sie zu ruhen, wenn Sie nach Hause kommen», riet ich ihr.

Am nächsten Tag rief Dr. Slotskij an und teilte mir mit, die Frau habe ihn am Morgen angerufen. Es gehe ihr viel besser, und sie sei so hungrig, daß sie alles in ihrer Reichweite aufesse. Durch die Energie, die ich an sie weitergeleitet hatte, wurden ihre körpereigenen Abwehrkräfte aktiviert, die dann gegen das Virus kämpften und es schließlich besiegten.

Es ist mir stets eine Freude, mit Dr. Slotskij zusammenzuarbeiten. Er ist eine herausragende Persönlichkeit, die sich in vorbildlicher Weise für seine Mitmenschen einsetzt und ihr ganzes Leben der Hilfe anderer gewidmet hat.

Die Kosmonauten-Medaille

Bei einer Ausstellung in Los Angeles lernte ich Marina Popowitsch kennen. Marina ist eine ehemalige Testpilotin der sowjetischen Luftwaffe und, wie ich später erfuhr, der erste weibliche Testpilot in Rußland. Sie stand im Rang eines Obersten und war durch diese Stellung besonders privilegiert. Ich erzählte ihr von meinen Reisen nach Rußland. Sie hörte mir eine Weile zu und lud mich dann ein, wieder in die Sowjetunion zu kommen, diesmal um das Kosmonautendorf, das sogenannte «Sternendorf», zu besuchen. Die Einladung reizte mich, da ich mich immer schon für die Raumfahrt interessiert hatte.

Nach ein paar Monaten Briefwechsel war die Reise vorbereitet, und wieder kehrte ich nach Rußland zurück. Soweit ich weiß, durfte ich als erster Amerikaner dieses abgeschirmte Dorf betreten. Für mich war das eine beängstigende Erfahrung, denn als wir vor dem Tor anhielten, prüften die Wachen unsere Ausweise und befragten uns eingehend. Marina begleitete mich, und temperamentvoll, wie sie ist, begann sie, die Wachen auf russisch zu beschimpfen. Überall im Dorf war sie bekannt, hatte dort ihren Wohnsitz, und so wurden wir im Nu durchgewunken.

Man fuhr uns zu einem sehr schönen Hotel, das selbst nach amerikanischen Maßstäben als luxuriös zu bezeichnen war. Unser Gepäck wurde auf die Zimmer in einer der oberen Etagen gebracht, von wo wir eine spektakuläre Aussicht genossen. Das Dorf lag wie in einer Waldlichtung, und vom Fenster sah man auf einen sorgfältig angelegten Garten mit einer Promenade hinab, der den europäischen Parkanlagen des 18. Jahrhunderts nachempfunden war. Die Bewohner des Dorfes gehörten zur Elite ihrer Berufe, und die Regierung belohnte sie mit jedem erdenklichen Luxus. Ihre Büros waren exquisit ausgestattet, die gesamte Anlage war wunderschön, sie erhielten ausgezeichnetes Essen, elegante Kleidung und die besten Autos. Alles in allem führten sie ein behütetes, angenehmes Leben.

Ich wurde in ein Ausstellungsgebäude geführt, in dem ich zum ersten Mal mit den Bewohnern des Dorfes zusammentraf. Alle waren sehr an meiner Arbeit interessiert und fragten wiederholt, ob ich russische Heiler kannte. Sie nannten eine Menge Namen, aber keiner kam mir bekannt vor.

Auf dem Weg ins Auditorium, wo ich einen Vortrag halten und einige Heilungen demonstrieren sollte, fiel mir ein außergewöhnliches Gemälde auf. Ich hielt an und wandte mich an Marina. «So etwas Wunderbares habe ich noch nie gesehen. Ich muß es näher betrachten.»

«Gern, wir haben genug Zeit», erwiderte sie.

Bei näherer Betrachtung stellte sich heraus, daß das Bild ganz und gar aus Federn in verschiedenen Farben und Strukturen bestand. Gebannt sah ich es mir an.

Zufällig war der Künstler zugegen, und ich hatte Gelegenheit, mich mit ihm zu unterhalten.

«Wie sind Sie auf die Idee gekommen, Federbilder zu machen?» wollte ich wissen.

Er lächelte. «Eine Zeitlang konnte ich mir keine Farben leisten und fing an, Federn zu sammeln. Und da hatte ich plötzlich die Idee, die bunten Federn so einzusetzen wie Farben.»

«Ihre Arbeit ist sehr schön», sagte ich.

«Ich muß zugeben, daß ich lange gebraucht habe, um die verschiedenen Federn für dieses Bild zu finden.»

«Das kann ich mir vorstellen.»

In diesem Augenblick kam Marina und teilte mir mit, daß es bald Zeit für meinen Vortrag sei. Ich verabschiedete mich von dem Künstler und ging ins Auditorium.

Als ich an der Reihe war, stieg ich auf die Bühne, erklärte

dem Publikum, daß ich gekommen sei, um den Menschen im Dorf jede mögliche Unterstützung anzubieten, und fragte, was ich für sie tun könne. Während meines Vortrags verwendete ich mehrmals das Wort *Liebe*, und ich konnte sehen, wie die Leute ihre Köpfe wegdrehten, und einige Frauen kicherten. *Liebe* scheint ein Wort zu sein, das man in Rußland nicht in der Öffentlichkeit benutzt. Nach dem Vortrag hielt ich für jeden der 1400 Anwesenden eine kurze Heilsitzung ab.

Anschließend wollte ich noch einige Worte des Dankes sprechen, doch zu meiner Überraschung trat Marina auf die Bühne. Ich hatte nicht damit gerechnet und wußte nicht, was nun geschehen sollte. Marina zögerte keinen Moment, stellte sich in die Mitte und gab dem Publikum bekannt, daß mir aufgrund meiner Verdienste um das russische Volk nach der Katastrophe von Tschernobyl und dem Erdbeben in Armenien die Kosmonauten-Medaille verliehen werde. Applaus brandete auf.

Niemand hatte mir gegenüber etwas erwähnt, und ich war sprachlos vor Erstaunen. Die Verleihung dieser Medaille ist eine besondere Ehre, und ich war glücklich, daß das russische Volk mir diese Ehre erwies. In die goldene Medaille ist das Bild eines Kosmonauten geprägt, und sie stellt einen meiner größten Schätze dar.

Nachdem ich mich von der Überraschung erholt hatte, schritt ich zur Bühnenmitte, und Marina steckte mir die Medaille an. Voller Dankbarkeit nahm ich diese Ehrung im Namen meines Landes an.

Telefon- und Fotoheilungen

Nachdem ich über ein halbes Jahrzehnt als Heiler gearbeitet hatte, entdeckte ich, daß ich durch reine Konzentration auf ihr Energiefeld Menschen durch einen Blick auf ihr Foto oder bei einem Telefongespräch durch die Konzentration auf ihren Namen heilen konnte.

Da sich viele Menschen von mir behandeln lassen wollten und manchen die Reise nach Encinitas zu weit war, beschloß ich, an einem Tag in der Woche ausschließlich Telefonheilungen durchzuführen. Dabei wird durchs Telefon die gleiche Energie übertragen, die ich auch an eine unmittelbar anwesende Person weitergebe. Das Telefongespräch dauert gewöhnlich fünf bis fünfzehn Minuten, aber der Heilungsprozeß hält so lange an, wie er für diesen Menschen notwendig ist. Wenn mich ein Klient anruft, wird der Kontakt verbal hergestellt, und anschließend kann ich ihm oder ihr die heilende Energie senden.

Für diesen Prozeß ist es unerläßlich, sich mental vorzubereiten. Deshalb bitte ich den Klienten, sich zu entspannen, die Augen zu schließen und ein paarmal tief durchzuatmen. Wichtig ist es auch, bequem zu sitzen oder zu liegen. Danach unterhalte ich mich ein paar Minuten über die Probleme, die er oder sie hat, und bitte die Person dann, sich selbst in einem vollkommen gesunden Körper vorzustellen, der sich auf natürliche Weise selbst heilt. Daran schließen sich ein paar Visualisierungsübungen an, während ich der Person heilende Energie sende. Zum Schluß schlage ich vor, daß sich die Person etwa eine Stunde Zeit nimmt, um in Trance zu fallen, damit die Heilung weiterwirken kann. Unser Körper durchläuft einen kontinuierlichen Heilungs- und Erneuerungsprozeß, und wir können ihn dabei durch einen tranceartigen Schlaf unterstützen, in dem sich Körper und Geist in einem Zustand erhöhter Wahrnehmung befinden. So kann sich der Körper mit seinem höheren Selbst in Verbindung setzen, ohne durch die physische Welt abgelenkt zu werden.

Vielen Menschen habe ich mit Telefonheilungen helfen können, und es gibt einige Vorfälle, an die ich mich besonders deutlich erinnere.

Eines Tages hatte ein Mann einen Telefontermin bei mir. Er verspürte unerklärliche Schmerzen in seinem rechten Arm. Während Jerome mir die Symptome beschrieb, sandte ich ihm heilende Energie. Nach zwei bis drei Minuten bat ich ihn, sich seinen Körper bei bester Gesundheit vorzustellen, und riet ihm, sich zu entspannen und wenn möglich zu schlafen.

Etwa eine Woche später rief er mich an.

«Wie geht es Ihrem Arm?» erkundigte ich mich.

«Gut, gut», sagte er, «aber ich rufe Sie aus einem anderen Grund an.»

«So?»

«Ja, während Sie die Telefonheilung mit mir abhielten, hörte meine Frau auf dem Zweitapparat mit. Sie sollte am nächsten Tag am Auge operiert werden, aber als es dann soweit war, konnten die Ärzte nichts mehr finden. Das Problem war einfach weg. Sie waren sehr überrascht und verwirrt. Als sie heimkam und mir das erzählte, dachte ich, ich sollte Sie darüber informieren.»

«Vermutlich haben wir bei der Heilung zwei Fliegen mit einer Klappe geschlagen. Bitte richten Sie Ihrer Frau aus, daß ich mich sehr für sie freue.»

Das ist ein Beispiel dafür, wie die Energie, die ich an andere sende, sich überall dorthin überträgt, wo sie benötigt wird.

Auch eine andere Telefonheilung verlief so erfolgreich. Ich behandelte einen Säugling namens Elly, während seine Mutter

Catherine ihn auf dem Schoß hielt. Das Kind war mit einem Loch im Herzen geboren, und mit jedem Ausatmen konnte man ein deutliches Zischen vernehmen. Wie nicht anders zu erwarten, waren die jungen Eltern sehr besorgt. Die Ärzte hatten Elly nur eine geringe Lebenserwartung vorausgesagt. Würde sie die ersten Wochen überleben, könnte eine Operation ins Auge gefaßt werden, ansonsten müsse man damit rechnen, daß sie jeden Augenblick sterben könne.

Nach Ellys Telefonbehandlung beschloß die vor Sorge um das Kind völlig erschöpfte Mutter, sich hinzulegen und auszuruhen. Sie legte Elly in ihr Bettchen, und beide hielten einen Mittagsschlaf. Als Catherine aufwachte, sah sie nach Elly und nahm sie aus dem Bett. Als sie das Baby im Arm hielt, wurde sie mit einem Mal gewahr, daß das Zischen nicht mehr zu hören war. Sie war außer sich vor Freude, doch sie befürchtete, es könnte einfach nur Wunschdenken sein. So beschloß sie, ihrem Mann Sid vorerst nichts davon zu erzählen.

Einige Zeit nachdem er nach Hause gekommen war, brachte Sid das Baby ins Bett, damit sie in Ruhe zu Abend essen konnten. Er trug Elly aus der Küche und blieb länger weg als üblich. Mit einem verblüfften, ungläubigen Gesichtsausdruck kehrte er zurück.

«Catherine, weißt du was? Als ich Elly hingelegt habe, konnte ich das Geräusch, das sie sonst macht, nicht hören. Ich habe eine Zeitlang am Bett gestanden, dann ihre Brust abgehorcht, weil ich dachte, das Zischen wäre vielleicht leiser als sonst, aber ich konnte überhaupt nichts hören. Was hältst du davon?»

Catherine strahlte ihn an. «Ich wollte nichts sagen, bis du davon anfängst. Aber jetzt hast du es auch gemerkt, und meine Hoffnungen haben sich bestätigt.» Sie erzählte ihrem Mann von der Telefonheilung.

«Es ist *unglaublich*», meinte Sid. «Heißt das, sie muß vielleicht nicht operiert werden?»

«Ich hoffe, daß die Ärzte zu diesem Schluß kommen.»

Nach eingehenden Untersuchungen bestätigten die Ärzte

das Ergebnis. Das war ein sehr glücklicher Augenblick für die Eltern, und ich freute mich für sie.

Ein glückliches Ende nahm auch die Geschichte eines anderen jungen Elternpaars.

Eines Morgens im Januar erhielt ich einen Anruf aus Europa. Eine Frau mit ausgeprägtem deutschem Akzent meldete sich.

«Hallo, Gene, hier ist Bea. Erinnern Sie sich an mich? Sie haben mich letzten Mai in Frankfurt behandelt. Ich war damals schwanger, und Sie haben mir vorausgesagt, daß es ein Junge wird.»

«Ah ja, ich erinnere mich.»

«Gene, Sie hatten recht, es ist ein Junge. Leider ist sein Herz so krank, daß die Ärzte ihm nur noch drei oder vier Tage zu leben geben. Er liegt jetzt auf der Intensivstation.»

Ich hörte Beas verzweifelte Stimme und sandte ihr und dem kleinen Jungen Energie, während wir unsere Unterhaltung fortsetzten. «Bea, ich habe Ihnen und Ihrem Sohn gerade etwas Energie übermittelt. Bitte rufen Sie mich morgen an, und geben Sie Bescheid, wie es dem Kleinen geht.»

Am nächsten Tag stand ich neben dem Faxgerät im Santa Monica Center, als gerade ein Fax ankam. Es war ein Foto: Zuerst kamen die Augen, dann eine Stupsnase, ein winziger Mund und schließlich das Kinn zum Vorschein. Darunter hatte jemand eine kurze Mitteilung geschrieben:

Lieber Gene,

ich wollte Sie wissen lassen, daß es meinem Sohn gutgeht. Die Ärzte sind völlig verblüfft, denn sie können kein Anzeichen für eine Herzerkrankung mehr finden.

Alles Liebe

Bea

Das Faxbild befestigte ich an der Bürowand in meinem Center in Encinitas – als Erinnerung an diesen schönen Augenblick.

Einmal hatte ein Mann namens Elmer einen Telefontermin bei mir. Im Gespräch erwähnte er, daß seine Schwester sehr krank sei und unter starken Schmerzen leide. Ich versicherte ihm, daß ich versuchen würde, mich auf sie zu konzentrieren, um auch ihr helfen zu können.

Am nächsten Tag rief Elmer wieder an. «Gene, ich muß Ihnen einfach erzählen, was ich gerade erfahren habe.»

«Legen Sie los, was gibt es für Neuigkeiten?»

«Sie sagten, Sie würden sich auf meine Schwester konzentrieren, um ihr zu helfen. Ich war neugierig und rief sie an, um mich zu erkundigen, ob es ihr besser gehe. Sie sagte: ‹Das ist ja lustig, daß du gerade anrufst. Mir geht es heute so viel besser, und du glaubst nicht, was gestern passiert ist: Ich muß eingeschlafen sein. Plötzlich sah ich einen Mann am Fußende des Bettes stehen, der meine Füße hielt. Er lächelte mich an, und ich wußte, er war gekommen, um mir zu helfen. Als ich heute morgen aufwachte, war der Schmerz weg.›

‹Wie sah der Mann aus? Kannst du ihn beschreiben?› fragte er.

‹Er war groß, mit funkelnden braunen Augen und dunklem Haar. Er trug einen Schnurrbart.›

Da wurde mir klar, daß meine Schwester *Sie* beschrieb. Ich war so perplex, daß ich den Hörer fallen ließ.»

«Wie schön, daß es ihr besser geht», sagte ich beiläufig.

«Ja, aber Gene, Sie verstehen nicht: Meine Schwester lebt in Thailand!»

«So ein bißchen physische Entfernung darf uns nicht im Weg stehen. Schließlich ist auch die Energie Ihrer Schwester Teil des Universums. Ob sie nun in Thailand oder Kalifornien wohnt, spielt dabei keine Rolle.»

«Ich verstehe», sagte Elmer. «Mir war nicht bewußt, daß Sie auch über so große Entfernungen hinweg heilen können.»

«Elmer, auch *Sie* habe ich über eine große Entfernung hinweg geheilt. Natürlich war die Distanz zwischen uns geringer als zwischen Ihrer Schwester und mir, aber im Grunde ist es das gleiche Prinzip.»

«Es ist zwar schwer zu verstehen, aber ich bin so froh, daß Sie ihr helfen konnten, danke Gene», sagte er abschließend.

Fotoheilungen funktionieren nach dem gleichen Prinzip wie Telefonheilungen, und mittlerweile habe ich wahrscheinlich Tausende von Fotografien an meinen Bürowänden hängen. Ich habe beschlossen, sie dort hängen zu lassen, damit die Menschen auf den Bildern weiterhin den Energiefluß empfangen, der in meinem Center entsteht, besonders anläßlich der Meditationskurse, die Freitagabends stattfinden. Man kann es auch als «Fortsetzung» bezeichnen, denn Genesung ist ein kontinuierlicher Prozeß und die Fotoheilung nur der Anfang. Wir müssen unseren Gesundheitszustand erhalten, was eine bewußte Anstrengung erfordert. Aber der Körper ist nun einmal der Tempel unseres Geistes, der gepflegt und mit Liebe und Respekt behandelt werden muß.

Die Geschichten, von denen ich hier berichtet habe, sind alle glücklich ausgegangen. Aber das trifft nicht auf jede Geschichte zu. Viele Leute warten leider, bis es zu spät ist, bevor sie zu mir kommen. Wenn ich ihre Auren betrachte, erkenne ich eine geschwächte Lebenskraft, und oft haben ihre Energiefelder beträchtliche Schäden erlitten. Hätte ich diese Menschen behandeln können, bevor ihre Körper und Energiefelder geschädigt wurden, hätte ich den Schwund ihrer Lebenskraft möglicherweise aufzuhalten vermocht. Aber oft macht die vom Menschen gewählte Denkweise ihn mitverantwortlich für den eigenen Tod, besonders wenn sie einhergeht mit Angst und der falschen Überzeugung, der rationale Verstand und seine Schlüsse seien überlegen. Solche Situationen machen mich wütend und traurig zugleich, ich sehe dann, wieviel Aufklärungsarbeit auf allen Ebenen noch geleistet werden muß, um diese überkommenen Denkmuster zu ändern.

Wahr ist, daß der Tod Teil des Lebens ist. Die alte Vorstellung, daß wir «geboren werden, um zu sterben», trifft durchaus zu. Der Tod ist die letzte Stufe unseres Lebens, die ich «Reifeprüfung» nenne. Dann werden unser Schicksal und unser freier Wille vereint, wir verlassen die irdische Ebene, und unser Geist führt uns in das strahlende Licht.

Kathelina

Auf diesem Planeten trifft man immer wieder auf Menschen, die ihr Leben in den Dienst anderer stellen. So zum Beispiel auch Kathelina. Ich hatte sie über einen Kräuterhändler in San Diego kennengelernt, der eine Vielzahl von Kräutermixturen anbot, die Kathelina für ihn zusammenstellte, um Menschen zu helfen, ihre Beschwerden zu kurieren. Gleich als wir einander vorgestellt wurden und uns die Hände reichten, wußte ich, daß sie ein ganz besonderer Mensch war. Sie war eine kleine Person, Mitte Fünfzig, mit grauen Strähnen im Haar und einem warmen Lächeln. Es war deutlich, daß sie ein mitfühlendes Herz besaß, ein Mensch, der alles gibt, um anderen zu helfen. Sie besaß ein liebevolles Wesen und hatte für alle ein offenes Ohr.

Kathelina war ihrer Herkunft nach Mexikanerin und dem Schicksal nach ein Engel. Sie lebte in der mexikanischen Stadt Tecati, in einem Haus, das einem riesigen Pappkarton glich. Sie hatte einen Mexikaner geheiratet, dessen Lebenstraum es war, eine Kirche zu bauen. Und Kathelina, mit ihrer liebevollen Einstellung, hielt zu ihm und unterstützte ihn dabei, buchstäblich Zentimeter für Zentimeter diesem Traum näher zu kommen. Sie waren sehr arm, und doch war es ihnen gelungen, ein Stück Land zu erwerben. Als erstes hatten sie beschlossen, einen Brunnen zu bauen, den sie mit wenigen einfachen Werkzeugen von Hand gruben. Sie arbeiteten sich mühevoll durch Gestein und Erdschichten, bis der Brunnen etwa zehn Meter tief reichte. Es war ein faszinierender Anblick. Ich erinnere mich daran, wie Kathelina mir stolz den Brunnen zeigte und ich die eineinhalb bis zwei Meter dicken Gesteinsschichten im Schacht sah. Diese beiden hatten sich hindurchgegraben, um einen Brunnen zu haben!

Jeder Hieb mit dem Meißel war für sie ein Akt der Liebe gewesen. Es war eine unglaubliche Leistung, die eine beachtliche Anzahl an Arbeitsstunden gekostet hatte, aber ihre Liebe und Entschlossenheit hatten es möglich gemacht.

Nach dem Bau des Brunnens besaßen sie nichts mehr, auch keine Körperkraft mehr, aber mit der Kraft des Willens verwirklichten sie ihren Traum. Kathelinas Mann wurde krank, doch er arbeitete weiter, und gemeinsam errichteten sie den Rohbau der Kirche, bevor er starb.

Kathelina besaß erstaunliche intuitive Fähigkeiten. Sie brauchte einen Menschen nur anzusehen und ihm die Hand zu schütteln, um beinahe alles über ihn zu wissen. Ohne jemals eine entsprechende Ausbildung absolviert zu haben, kannte sie die Kräuter und deren Anwendungsbereiche genau. Sie war eine geborene Kräuterfrau. Menschen mit ihrem Wissen über Pflanzen und deren Wirkung zu helfen war nur eine von vielen Arten, sich anderer anzunehmen. Mit der unglaublichen Menge an Liebe und Mitgefühl, die sie in ihrem Herzen trug, nahm sie sich jedes schutzlosen Kindes an, das ihren Weg kreuzte. Alle waren sie ihre Kinder, und alle nannten sie Mutter. Sogar auf ihr eigenes Essen verzichtete sie zugunsten dieser Kinder.

Ihre große Nächstenliebe beeindruckte mich bei unserer ersten Begegnung so tief, daß ich bat, sie in Tecati besuchen zu dürfen. Sie sprach kein Englisch, aber mit Hilfe eines Dolmetschers teilte sie mir mit, daß ich jederzeit willkommen sei.

Als Heiler war ich damals erst seit zwei Jahren tätig und versuchte immer noch, meinen Platz im kosmischen Gefüge zu verstehen. Damals traf ich immer wieder Menschen wie Kathelina, und da sie Mitgefühl und ein tiefes Verständnis für spirituelle Dinge besaß, hoffte ich, sie könne mir helfen, meine Situation verstehen zu lernen. So beschloß ich eines Samstags, mit einer Bekannten, die Spanisch sprach, nach Tecati zu fahren. Ich kannte den Weg nicht, und nachdem ich die Grenze hinter mir gelassen hatte, hielt ich nach Schildern Ausschau. Nach etwa 25 Kilometern zweigte ein Feldweg ab, und obwohl auch hier kein Schild stand, bog ich intuitiv ab. Oben auf dem ersten Hügel angelangt, konnte ich den Rohbau eines Gebäudes erkennen, ich befand mich also auf dem richtigen Weg. Am Fuß des Hügels sah ich eine Ansammlung großer Pappkartons und Holzkisten, die wohl eine Art Behausung darstellen sollten, aber diese Bezeichnung verdienten sie nicht wirklich.

Als ich näher kam, entdeckte ich Kathelina inmitten dieser Kartons, umringt von ungefähr 30 bis 40 Kindern. Unter ihnen waren Kinder mit Krücken oder dem Arm in der Schlinge, und einige waren so krank, daß sie auf dem Boden lagen. Andere wiederum standen da und beobachteten Kathelina.

Ich hielt den Wagen an und stieg aus. Kathelina bemerkte meine Ankunft gar nicht. Ich ging zu ihr hinüber und sah zu, wie sie die kranken Kinder behandelte. Schließlich wurde sie auf mich aufmerksam, drehte sich um und begrüßte mich mit einem warmen, herzlichen Lächeln. Dann begann sie, spanisch auf mich einzureden. Vermutlich erzählte sie von den Kindern, denn sie zeigte erst auf eines, dann auf ein anderes. Meine Spanischkenntnisse beschränken sich auf etwa ein halbes Dutzend Wörter, aber während ich sie ansah, wurde mir plötzlich bewußt, daß ich jedes ihrer Worte verstand, als spräche sie englisch mit mir. Ich erwähnte dies meiner Begleiterin gegenüber, aber im Gegensatz zu mir konnte sie kein Wort von dem verstehen, was Kathelina sagte.

Im Verlauf des Tages erfuhr ich, daß Kathelina nicht nur kranke Kinder bei sich aufnahm. Andere Kinder hielten sich in den Papp- und Holzhütten auf, einige arbeiteten auch auf den umliegenden Feldern und im Gemüsegarten. Es gab auch ein paar Hühner. Diese Menschen besaßen nur das Notwendigste zum Leben, keine Elektrizität und kein fließendes Wasser, und doch herrschte eine Atmosphäre des Friedens und der Sicherheit, und bei der Arbeit mit den Kindern bewies Kathelina viel Liebe und Geduld.

Es war ein heißer Tag, und sie merkte, daß ich Durst hatte. Bei dieser Gelegenheit lernte ich den Brunnen kennen. Lächelnd führte sie mich hin, schöpfte mit einem Eimer Wasser, füllte eine Tasse und reichte sie mir. Das Wasser war eiskalt und schmeckte ausgezeichnet. So gutes Wasser habe ich seither nie wieder gekostet, es hatte das Aroma von Rosen.

Nachdem ich Kathelina etwas besser kennengelernt hatte, fand ich heraus, daß sie Rosenwasser herstellte, mit dem sie Menschen heilte. Sie hatte gelernt, wie man Rosenextrakt gewinnt, gab die Essenz in ihr Wasser und segnete es. Mit dem Rosenwasser heilte sie auch die Kinder.

Die Kinder aus der Umgebung wußten, daß Kathelina immer einen Platz für sie hatte, wenn sie krank waren oder eine Unterkunft brauchten. Ich begriff nun, warum ich auf dem Highway vereinzelt Kinder gesehen hatte, die dort entlang wanderten. Sie waren auf dem Weg zu Kathelina, und tatsächlich, als ich zum Feldweg hinüberblickte, sah ich weitere Kinder in unsere Richtung marschieren. Kathelina bemerkte sie ebenfalls und winkte ihnen lächelnd zu.

Auch andere Menschen suchten Hilfe bei Kathelina, sowohl Amerikaner als auch ihre eigenen Landsleute. Die Kunde von ihren Fähigkeiten hatte sich herumgesprochen, und alle kamen, um ihre Heilkraft zu erfahren. Ich hatte den ganzen Tag bei Kathelina verbracht, hatte gesehen, wie sie von Kind zu Kind ging, beobachtet, wie sie fast ohne Mittel arbeitete, und beschloß, diese Frau zu unterstützen.

«Ich möchte etwas für Sie tun», sagte ich. «Gibt es etwas, das Sie brauchen, das ich für Sie besorgen kann?»

Sie lächelte mich an. «Sie werden wissen, was zu tun ist, wenn die Zeit dafür gekommen ist.»

Am Abend verabschiedete ich mich von Kathelina, stieg ins Auto und fuhr in die Vereinigten Staaten zurück. Für mich war sie eine Heilige, und ich zerbrach mir den Kopf, wie ich dieser tapferen Frau helfen konnte. Sie hatte ihr Leben selbstlos ihren Mitmenschen gewidmet, und ich wollte etwas für sie tun.

Zu Hause begann ich, Altkleider und alles zu sammeln, was

mir zwischen die Finger geriet. Drei Wochen später kehrte ich mit einem vollbeladenen Auto nach Tecati zurück: Kleider, Schuhe, Töpfe, Pfannen und sogar ein paar alte Elektrogeräte hatte ich gesammelt. Als ich in den Feldweg einbog, traf mich plötzlich die Erkenntnis: Warum brachte ich Elektrogeräte mit, wenn es hier gar keine Elektrizität gab?

Als ich vorfuhr, blickte Kathelina auf und winkte mir zu.

Ich stieg aus und begann den Wagen auszuräumen. Mit einem Mal war ich von einer Kinderschar umringt. Kathelina bahnte sich ihren Weg zu mir und sprach mit den Kindern; die Menge löste sich auf.

«Ich habe gebrauchte Kleidung und Gerätschaften mitgebracht», erklärte ich, «aber ich habe vermutlich übertrieben. Es sind auch Elektrogeräte dabei, und ich habe vergessen, daß Sie keinen Strom haben.»

Bei der Betrachtung der Mitbringsel lächelte Kathelina. Sie sprach Spanisch mit mir, und wieder verstand ich jedes Wort. «Es ist gut, daß Sie elektrische Geräte mitgebracht haben», sagte sie, «ich kann sie verkaufen und den Kindern von dem Geld Sachen kaufen.» Ihr Lächeln belohnte mich für die Mühe.

So ging es eine ganze Weile lang. Alle paar Monate fuhr ich mit einer Lieferung gebrauchter Kleidung, Schuhe und Elektrogeräte nach Tecati. Ich wußte, daß ich Kathelina damit half, aber es war meiner Meinung nach nicht genug. Nach etwa sechs Monaten kam mir der Gedanke, Kathelina mit in die Vereinigten Staaten zu nehmen, damit sie auch mit Leuten arbeiten konnte, die sie nicht in Tecati aufsuchen konnten.

Ich wollte ihr einen Raum beschaffen, in dem sie ihre Heilungen abhalten konnte, und ich wußte, daß ich 50 bis 75 Interessenten zusammenbringen konnte. Eine Gruppe dieser Größenordnung stellte für sie kein Problem dar, denn dank ihrer scharfen Wahrnehmungsgabe arbeitete sie sehr schnell. Nachdem ich eine solche Begegnung organisiert hatte, fuhr ich nach Tecati und fragte sie, ob sie bereit sei, mit mir zu kommen und Heilungen abzuhalten. Ich bin fest davon überzeugt, daß Kathelinas aktiver Wortschatz den Begriff «nein» nicht umfaßte.

Ich legte ihr meinen Plan dar, und sie lächelte freundlich und erklärte sich einverstanden.

Wir vereinbarten, daß ich sie an einem bestimmten Datum abholen käme, und ich bat sie, ihre Kräuter und das Rosenwasser mitzubringen. Zustimmend nickte sie.

Der Tag kam, um Kathelina abzuholen, und so fuhr ich nach Tecati. Bei meiner Ankunft erwartete mich eine Überraschung. Kathelina saß inmitten einer großen Anzahl von riesigen Kartoffelsäcken, je einen Meter lang und mit Kräutern vollgestopft.

«Kathelina, mit dieser Ladung wird man uns nie über die Grenze lassen.»

Sie lächelte ihr vertrautes freundliches Lächeln und schwieg. Wortlos ergriff sie eine Flasche mit Rosenwasser und einen Sack und ging zum Auto.

«Also gut, wir packen alles ins Auto und sehen, was passiert», meinte ich.

Als wir an der Grenze eintrafen, kam der Grenzbeamte zu uns herüber und blickte in den Wagen. Ich holte tief Luft, während er erst mich und dann Kathelina musterte, die zwischen den Kräutersäcken und Flaschen mit Rosenwasser thronte. Er sah sie an, und sie lächelte ihm zu. Er lächelte zurück und winkte uns durch.

Ich war sprachlos. Nachdem wir die Grenze passiert hatten, blickte ich in den Rückspiegel und sah Kathelina lächelnd dasitzen.

«Kathelina, wie haben Sie das bloß gemacht?»

Sie lächelte immer noch, und da wurde mir klar, was sie getan hatte. Durch Telepathie hatte sie dem Grenzbeamten zu verstehen gegeben, daß ihre Fracht gebraucht wurde, um Menschen Gesundheit zu bringen.

Es war eine völlig ungewohnte Situation für mich. Noch nie zuvor hatte ich einen derart hilfsbereiten Grenzbeamten getroffen, geschweige denn einen mit so nettem Lächeln.

Nach unserer Ankunft machte sich Kathelina sofort an die Arbeit. Ohne ein Wort zu verlieren, vertraute sie auf ihre Intuition und verteilte ihre Kräuter, verschenkte sie einfach. Nachdem ich eine Weile zugesehen hatte, beschloß ich, mich einzumischen.

«Sie sollten sich Kathelina mit einer Spende erkenntlich zeigen, denn sie kümmert sich um Hunderte von Kindern», sagte ich zu denjenigen, die Kräuter und Rosenwasser entgegennahmen.

Ich ließ einen kleinen Korb herumgehen, und die Leute spendeten den Betrag, den sie sich leisten konnten. Am Abend überreichte ich Kathelina das Geld.

Sie sah mich überrascht an. «Was ist das?»

«Das haben die Leute Ihnen heute gegeben.»

Sie sah mich an, dann das Geld. «Das ist alles für mich?»

«Ja», antwortete ich.

«Aber womit habe ich das verdient?»

Mir fehlten die Worte. Schließlich fand ich meine Stimme wieder und sagte: «Sie haben diesen Leuten heute einen Dienst erwiesen. Sie haben ihnen geholfen, und sie haben sich erkenntlich gezeigt.»

«Können Sie das Geld für mich aufbewahren?»

«Nein», erwiderte ich. «Ich möchte Ihnen das Geld geben. Ich weiß, daß Sie es gut gebrauchen können.»

Mir wurde klar, daß sie nicht daran gewöhnt war, mit Geld umzugehen. Sie hatte eigentlich Angst davor und wollte es nicht einmal in der Hand halten.

Während Kathelina die Menschen, die gekommen waren, einzeln behandelte, erlebte sie alle nur erdenklichen Situationen. Es gab die üblichen Witzbolde und auch ein paar Leute, die gemeine und hinterhältige Bemerkungen fallenließen.

«Haben Sie eine spezielle Ausbildung?» fragte ein Herr.

Kathelina drehte sich um und antwortete einfach: «Ich bin durch die Schule des Lebens gegangen.»

Damit gab sich der Mann nicht zufrieden. Er stellte ihr eine schwierige Rechenaufgabe. Sie tat ihm den Gefallen und löste sie, ohne mit der Wimper zu zucken.

Ich vermag nicht zu beurteilen, ob sie wußte, was sie sagte.

Auf jeden Fall war es die richtige Antwort, denn der ungläubige Blick des Mannes sprach Bände. Danach senkte er den Kopf und verstummte.

Kathelina hatte großen Erfolg, und die Leute baten sie wiederzukommen.

Am selben Abend fuhr ich sie nach Mexiko zurück. Wir kamen spät in Tecati an, es war etwa ein Uhr morgens. Kathelina forderte mich auf, über Nacht zu bleiben, und wollte ihre Bettstelle für mich räumen. Das konnte ich nicht annehmen, und wir einigten uns auf einen Kompromiß. Ich würde bleiben, aber im Auto schlafen. Ich erklärte, daß ich am Morgen früh aufstehen müsse, weil ich an diesem Tag einiges in San Diego zu erledigen hatte. Sie lächelte. Wir wünschten einander eine gute Nacht, und ich ging zum Auto, klappte den Sitz um und legte mich schlafen.

Ein paar Stunden später wurde ich durch das Krähen eines Hahns geweckt. Ich öffnete die Augen und erblickte ein Kind mit einem Hahn im Arm. Das war der Wecker von Tecati, und sie hatten dafür gesorgt, daß ich aufwachte, um früh losfahren zu können. Die Kinder umringten mein Auto, und Kathelina kam mit Kaffee in einer Blechtasse. Sie gab mir zu verstehen, daß die Tasse für mich sei. Dankbar nahm ich sie an. Der Kaffee war mit Wasser aus ihrem Brunnen aufgebrüht. Es war ihr gelungen, Wasser zu kochen; das war das Frühstück.

Während wir uns verabschiedeten, beobachtete ich einen Wagen, der sich Kathelinas Behausung näherte. Ein Mann und eine Frau stiegen aus und kamen auf Kathelina zu.

Der Mann sprach Spanisch und erzählte Kathelina, daß sich die Gebärmutter seiner Frau gesenkt habe und die Ärzte eine Operation für unumgänglich hielten. Sie litt unter starken Schmerzen und brauchte Hilfe.

Kathelina ergriff lächelnd die Hand der Frau. Dann drehte sie sich um und bedeutete mir mitzukommen. Kathelina nahm die Frau mit in ihre Papphütte, in der ein Tisch und ein Stuhl standen. Sie bedeutete der Frau, sich auf den Tisch zu setzen. Währenddessen wickelte sich Kathelina den langen Schal vom Hals.

Sie ging zu der Frau, nahm deren Füße und hob sie hoch, so daß die Beine im rechten Winkel zum Körper standen. Sie hielt die Füße fest und wickelte den Schal straff um den Bauch der Frau. Die ganze Zeit lächelte Kathelina sie an. Anschließend drehte sie die Frau einmal um ihre Körperachse, stellte ihre Füße auf den Boden und gab ihr ein Zeichen aufzustehen.

«Wie fühlen Sie sich jetzt?» fragte Kathelina.

Die Frau sah vollkommen überrascht aus. «Der Schmerz ist verschwunden», sagte sie. «Wie haben Sie das gemacht?»

Kathelina lächelte. Ich stand daneben und war beeindruckt. Indem sie die Beine der Frau rechtwinklig abgebogen hatte, war die Gebärmutter wieder in ihre normale Position gerutscht, und durch das Abbinden mit dem Schal wurde sie dort gehalten. Primitiv? Ja. Hat es geholfen? Ja. Und das Beste war, daß kein operativer Eingriff mehr nötig war.

Wie andere Menschen mich erleben

Auf meinen Reisen besuche ich häufig Länder, in denen kein Englisch gesprochen wird. Da ich jedoch keine Fremdsprachen spreche, bin ich auf die Hilfe von Dolmetschern angewiesen, um mich mit meinen Klienten zu verständigen. Anfangs bat ich um die Unterstützung durch einen Dolmetscher, aber bald fand ich heraus, daß dies nicht ausreichte. Menschen, die sich ständig in meiner Nähe aufhalten, sind permanent großen Energiefeldern ausgesetzt. Deshalb geschah es oft, daß mein Dolmetscher eingeschlafen war, wenn ich mich mit dem nächsten Klienten unterhalten wollte. Aus diesem Grund beschloß ich, mit drei oder vier Dolmetschern zu arbeiten. Ermüdete einer, konnte der nächste für ihn einspringen. Es war eine gute Lösung.

Bei meinem letzten Deutschlandaufenthalt erwähnte ich zufällig gegenüber einem meiner Dolmetscher, Johann, daß ich ein Buch verfaßte. Ich bat ihn, die Eindrücke niederzuschreiben, die er während seiner Tätigkeit für mich gesammelt hatte. In den folgenden Absätzen sind sie wiedergegeben:

Ich arbeite als Informatiker bei einem internationalen Unternehmen. Durch meinen unstillbaren Wissensdurst habe ich mich bereits mit vielerlei Themen beschäftigt. Als besonders faszinierend empfinde ich die vielen Dimensionen des menschlichen Verstandes.

Als Gene Egidio, ein amerikanischer Heiler, zum ersten Mal nach Deutschland kam, beschloß ich aus reiner Neugier, eine seiner Veranstaltungen zu besuchen. Ich wußte nicht, was mich erwarten würde, und war ehrlich gesagt ziemlich skeptisch, daß etwas Außerordentliches stattfinden würde. Aber bereits bei meiner Ankunft im Saal fiel mir die ungewöhnlich positive Atmosphäre auf. Als Gene den Raum betrat, manifestierten sich die ersten physischen Anzeichen, daß etwas ganz Besonderes vor sich ging, denn einige Menschen begannen zu weinen, was ich dahingehend interpretierte, daß sie aufgestauten emotionalen Streß abbauten. Nachdem Gene vorgestellt worden war, führte er eine Meditation mit offenen Augen durch, und da wußte ich, daß dieser Mann einzigartig war. Zum ersten Mal in meinem Leben konnte ich eine Aura oder einen nebligen Lichtschein um die Köpfe anderer Menschen wahrnehmen! Ich fand das völlig verrückt, aber bei der Betrachtung dieser Auren fiel mir die Ähnlichkeit mit den Heiligenscheinen der alten christlichen Gemälde auf. War es möglich, daß ein Mann mit himmlischen Kräften unter uns weilte, genau wie damals? Hatten die längst in Vergessenheit geratenen Maler von Heiligenbildern vielleicht wirklich das gemalt, was sie sahen? Möglicherweise handelte es sich gar nicht um ihre Phantasie oder eine Symbolik, wie die Experten heute behaupten. Ich beobachtete dieses Phänomen und gelangte zu der Erkenntnis: Das ist ja echt!

Dann meldete sich die rationale, intellektuelle Seite in mir zu Wort, und ich überlegte, mit welchen Tricks man diese Erscheinung hätte erzeugen können. Mein Verstand hatte große Schwierigkeiten zu akzeptieren, daß ich etwas deutlich wahrnehmen, aber nicht erklären konnte. Obwohl ich weiterhin skeptisch blieb, beschloß ich, mich dieser neuen Erfahrung zu stellen und sie aktiv zu erleben. Ich genoß die positive Atmosphäre, und mir wurde bewußt, daß die Wirklichkeit viel größer ist, als wir sie für gewöhnlich erleben, und während ich mich umsah, wurde mir klar, daß die Wirklichkeit nur ein ganz kleiner Teil eines viel größeren Bildes ist. Ich beobachtete die anderen Menschen im Raum, um zu sehen, wie sie reagierten, und stellte fest, daß wir mit einer Sichtweise der realen Welt bekannt gemacht wurden, welche die meisten von uns nie bewußt wahrgenommen hatten.

Während ich diese Erlebnisse auf mich wirken ließ, war ich von dem, was ich sah und fühlte, so eingenommen, daß ich mich dabei ertappte, Gene mit den weisen Männern aus dem biblischen Zeitalter zu vergleichen, so überwältigend war die Wirkung dieser neuen Realität. Beein-

druckend fand ich auch die Reaktion der anderen Anwesenden im Raum. Sie hatten eine höhere Bewußtseinsebene erreicht, manche setzten ein strahlendes Lächeln auf, andere bauten emotionalen Streß ab, indem sie weinten. Es beglückte mich, daß jeder auf das Geschehene reagierte.

Keine Frage, daß ich Gene anschließend bat, mir die Hände aufzulegen, und auch das war eine lohnende Erfahrung. Als er mich berührte, spürte ich, wie ein warmer Strom der Liebe in mich floß. Ich war erfüllt von dieser Wärme und fiel in einen Trancezustand, der etwa eineinhalb Stunden anhielt.

Später erfuhr ich, wozu dieses warme Gefühl fähig war. Es konnte alle Beschwerden überwinden helfen. Zum Beispiel wurde ich binnen Sekunden von einem Migräneanfall erlöst. Nicht einmal eine starke Schmerztablette könnte so schnell helfen, ohne unerwünschte Nebenwirkungen wie Schwindelgefühle zu erzeugen.

Nach meiner ersten Begegnung mit Gene beschloß ich, ihn zu unterstützen und ihm für seine nächste Reise nach Deutschland meine Hilfe anzubieten. Bei seiner Rückkehr konnte ich ihm ein paar kleine organisatorische Dinge abnehmen, und schließlich fing ich an, für ihn zu dolmetschen. Durch diese Tätigkeit konnte ich eine Menge über Genes Arbeit lernen, und ich habe mit eigenen Augen erstaunliche Heilungen bei Menschen miterlebt. Ich vermute, man könnte einiges, was sich in Genes Anwesenheit ereignet, auch als Wunder bezeichnen. Wenn Sie glauben, daß Wunder nur vor 2000 Jahren geschehen sind, sollten Sie sich vor Augen führen, was heutzutage möglich ist. Ich glaube, Sie wären selbst erstaunt und angenehm überrascht.

Obwohl Gene seit mehreren Jahren als Heiler tätig ist, steht er mit beiden Beinen fest auf dem Boden und nimmt sich der kleinen und großen Probleme gewöhnlicher Menschen an. Meiner Ansicht nach ist er ein Mensch, der sein Entwicklungspotential voll ausschöpft, auch in seinem Verhalten hilfsbedürftigen Menschen gegenüber. Er tut sein möglichstes, um im Rahmen der kosmischen Gesetze Hilfe zu leisten, Gesetze, die viele von uns nicht mehr kennen oder gänzlich vergessen haben.

Viele körperliche Heilungen, die ich miterlebt habe, waren spektakulär und beeindruckend. Aber sicher ist, daß die Heilungen, die nicht sofort erkennbar sind, einen noch größeren Stellenwert haben. Wenn man in die Augen von Menschen blickt, die von Gene Energie empfangen, sind die langfristigen Auswirkungen spürbar, die diese Heilungen auf das Leben dieser Menschen haben. Es ist nicht möglich, die vollen Konsequenzen eines derartigen Heilungsprozesses einzuschätzen, wenn eine ganze Menschenversammlung ihn erlebt. Ich glaube, es wurde einmal gesagt, daß es ausreicht, wenn nur 100 Menschen sich selbst ändern, damit die ganze Welt verändert wird.

Obwohl die meisten Menschen, einschließlich meiner selbst, die Energieübertragung durch direkte Berührung erleben möchten, kann Gene dieselbe Energie an einen beliebigen Ort auf diesem Planeten senden, da sich diese Übertragung nicht auf die uns bekannten Dimensionen von Zeit und Raum beschränkt. So war Gene zum Beispiel in der Lage, ein Baby in Deutschland zu heilen, während er sich in den Staaten aufhielt. Ich glaube, seine Energie läßt sich am besten als die Essenz aus reiner Liebe, Lebenskraft, Lebensenergie oder göttlichem Licht beschreiben. Aber ganz gleich, welche Beschreibung man heranzieht, es ist eine wunderbare Energie, die Gesundheit im physischen, emotionalen, mentalen oder spirituellen Körper wiederherstellen kann, denn diese Reine-Liebe-Lebenskraft reicht überallhin, wo sie benötigt wird.

Wenn man diese Energie oder ihre Wirkung zu beschreiben versucht, ist es, als beschreibe man ein großes Gebäude, das nur von einer Seite zu sehen ist. Jemand anderes betrachtet es aus einem anderen Winkel und liefert eine vollkommen andere Schilderung. Viele Menschen beschreiben ihre Erfahrungen mit Gene unterschiedlich. Die meisten erleben die Energie als Wärme, Licht oder auch Kälte. Sie kann ein Kitzeln, Vibrieren, Fließen, Schweben oder auch das Gefühl des Fliegens hervorrufen. Manche spüren körperlich auch gar nichts. Sie finden aber, sie seien innerlich aufgelockert worden. Eines bleibt jedoch immer gleich: Glücklichere Menschen verlassen die Behandlungsräume, und ihre strahlenden Augen könnten eine Festhalle beleuchten.

Die Wirkungen von Genes Energie sind so vielfältig und unterschiedlich wie die Probleme der Menschen, die ihn aufsuchen. Es gibt spontane Heilungen bei physischen Beschwerden oder einen sich langsam vollziehenden Heilungsprozeß. Manchmal setzte der Heilungsprozeß auch erst Tage später ein, da der Körper einige Zeit benötigt, um sich darauf einzustellen. Wenn sehr kranke Menschen mehrere Sitzungen bei Gene absolvieren, schreitet ihre Genesung derart schnell voran, daß ihre Familien und Freunde es nicht glauben möchten. Ich habe selbst Fälle erlebt, bei denen Menschen so krank waren, daß die Schulmedizin sie praktisch aufgegeben hatte, aber nach vier Sitzungen bei Gene ging es ihnen bedeutend besser. Meistens hatten ihre Familien dann Schwierigkeiten, sich an den Gedanken zu gewöhnen, daß so etwas möglich ist.

Es gibt auch Menschen, die sich von der Erfahrung abschotten und nicht daran teilhaben wollen. Manchmal sind sie zu neugierig oder skeptisch oder einfach nur ängstlich. Auf die Erfahrung, die Gene anderen vermittelt, muß man sich einlassen, um ihre ganze Wirkung zu erleben und den vollen Nutzen daraus zu ziehen. Sonst ist es so, als verliebe man sich aus der Ferne und spreche die begehrte Person nie an. Auf diese Weise wird man nie erfahren, wie es ist, jemanden zu lieben. Es gibt auch Fälle, in denen Gene nicht helfen kann, aus welchen Gründen auch immer. Aber wo immer Gene ist, ereignen sich erstaunliche Dinge.

Genes Begabung, diese wunderbare Energie weiterzugeben, ist nur ein Teil von dem, was er zu tun vermag. Er besitzt auch die Gaben des Hellsehens und der intuitiven Eingebung, die ebenfalls sehr hilfreich sind. Er kann anderen Ratschläge erteilen, um ihr Leben in eine positivere Richtung zu lenken. Er kann sehen, was der Körper eines Menschen braucht. Ein Blick in die Augen eines Menschen genügt ihm, um zu wissen, wo dieser gewesen ist und wohin er gehen wird. Manchmal klingen seine Vorschläge merkwürdig, aber das sollte einen nicht stören, solange sie helfen. Da Gene es zuläßt, daß die kosmische Energie durch ihn hindurch fließt, hat er Zugriff auf Wissen, das seit jeher im Universum existiert hat und aus allen Kulturen und Epochen stammt.

Wenn Sie jedoch auf der Suche nach einem Guru sind, werden Sie von Gene enttäuscht sein. Er läßt es nicht zu, daß jemand ihm die Verantwortung für seine Gesundheit in die Hände legt, die jede Person für sich selbst auf sich nehmen muß. Gene sagt, daß wir einen freien Willen haben, und jeder muß seinen eigenen Teil dazu beitragen. Er unterstützt Menschen dabei, den richtigen Weg einzuschlagen, aber er übernimmt nicht das Steuer. Das ist eine Eigenschaft, die ich sehr bewundere und respektiere.

Klingt das wie eine Liebeserklärung an Gene? Allerdings! Ich bin

Gene für das Licht dankbar, das er in diese Welt zu bringen versucht, und ich bin ebenso dankbar für die Liebe, die er so uneigennützig und bedingungslos gibt.

Also: Vielen Dank, Gene.

Licht über der Wüste

Auf einer meiner Reisen nach Ägypten hatte ich mich bereit erklärt, bei Sonnenuntergang eine Meditation auf dem Dach eines Tempels abzuhalten. Es war Ramadan, der islamische Monat, in dem von Sonnenaufgang bis Sonnenuntergang gefastet wird. Es war eigentlich eine passende Zeit, um sich dort aufzuhalten, denn das Land war von Frömmigkeit und Frieden erfüllt. Wir erreichten den Tempel und erklommen die steinernen Stufen, als die Sonne unterging. Vom Dach aus blickten wir auf die ägyptische Landschaft, in der Vergangenheit und Gegenwart vor einem leuchtend orangefarbenen Himmel ineinander übergingen. Durch die laue Abendluft ertönte der Gesang, der stets zu Sonnenuntergang erschallt. Beim Betrachten dieser Szene fühlte ich mich in einen Traum versetzt. Als der letzte rote Streifen am Horizont verblaßte und die funkelnden Sterne bereits sichtbar wurden, beschloß ich, mit der Meditation zu beginnen, bevor es ganz dunkel wurde, denn der Tempel hatte keine Beleuchtung. Ich bat die Anwesenden, sich im Kreis hinzusetzen und einander an den Händen zu halten. Nach der Meditation ging ich herum und übermittelte jedem einzelnen Energie.

Es war ein wunderschöner Ort, um eine Meditation abzuhalten, und es wurde ein angenehmer Abend. Nachdem wir in die Staaten zurückgekehrt waren, erhielt ich einen Brief von June Tremer, einer Reiseteilnehmerin, in dem sie mir ihre Erlebnisse während der Meditation auf dem Dach des Tempels schilderte. Ich würde gern meine Leser an dieser Erfahrung teilhaben lassen.

Lieber Gene,

ich möchte mich noch einmal für die Erfahrung bedanken, die Sie mir ermöglicht und vermittelt haben, denn sie war für mich ein atemberaubendes Erlebnis.

Als wir am Tempel ankamen, fand ich, das Gebäude allein sei bereits ein Wunder, und der Ausblick auf das weite Land vor dem Hintergrund eines malerischen Sonnenuntergangs war ein Moment der Inspiration. Ich fühlte mich ringsum von Schönheit umgeben. Die Meditation empfand ich als angenehm, aber nichts hätte mich auf das Erlebnis vorbereiten können, das mir bevorstand, als ich Sie zufällig ansah. Ich stand fast direkt vor Ihnen, und Sie hatten uns gerade gebeten, uns an den Händen zu halten und einen Moment lang zu schweigen. Ich schloß die Augen und senkte meinen Kopf. Nach einem Augenblick blickte ich hoch und sah, wie ein Gebilde aus weißem Licht vom Himmel herabschwebte. Während ich dastand, erkannte ich, daß es auf Sie zusteuerte. Langsam verwandelte sich das Gebilde in die Gestalt eines Menschen, etwa einen halben Meter größer als Sie, die sich genau hinter Ihnen aufstellte. Ich konnte keine Gesichtszüge erkennen, es war lediglich eine Silhouette aus Licht. Sie waren ganz in die Meditation vertieft, und es schien, als bemerkten Sie nicht, was direkt hinter Ihnen geschah. Ich fragte mich, ob ich Sie unterbrechen sollte, aber bevor ich etwas sagen konnte, verschmolz die Lichtgestalt mit Ihrem Körper. Es war eine wunderbare Verschmelzung, sie wirkte so fließend und natürlich. Zu Beginn der Meditation hatte ich einen violetten Schimmer wahrgenommen, der Sie umgab, aber nachdem sich die Lichtgestalt mit Ihnen vereint hatte, stand Ihre Aura etwa 45 Zentimeter von Ihrem Körper ab und wurde golden, mit Streifen in Violett, Blau und Weiß.

Als Sie dann im Kreis herumgingen und jedem von uns Energie sandten, spürte ich, wie mich ein elektrischer Stoß vom Kopf über das Rückgrat bis zu den Füßen durchfuhr. Mein ganzer Körper schien zu vibrieren, und ich fühlte mich, als würde jede Zelle in meinem Körper funkeln wie die Sterne über uns.

Es war ein wunderschöner Anblick, den ich niemals vergessen werde. Das Wissen, daß so etwas möglich ist, macht mich sehr glücklich und hat meinen Glauben an das Gute in dieser Welt neu erweckt.

Vielen Dank, daß Sie es mir ermöglicht haben, diese Erfahrung zu machen.

June

Die schützende Hand Gottes

Mitte der achtziger Jahre wurde in mir der intuitive Wunsch wach, nach Auschwitz zu fahren. Eine Weile gelang es mir, das Gefühl zu verdrängen, aber an einem Morgen, als ich mich auf die Sitzungen in meinem Center in Santa Monica vorbereitete, erhielt ich diese Botschaft wieder. Ich setzte mich zur Entspannung auf meinen Stuhl, doch die Botschaft wurde immer dringlicher. Sie besagte, daß es noch unendlich viele gefolterte Seelen in der Nähe der ehemaligen Konzentrationslager gebe und ich dorthin fahren müsse, um diese Seelen zu befreien, genauso wie in Leningrad. Nachdem ich dieser inneren Stimme ein paar Minuten gelauscht hatte, blickte ich auf die Uhr und stellte fest, daß es Zeit war, den Tag zu beginnen. Wieder verbannte ich die Botschaft aus meinem Bewußtsein und widmete mich den Heilsitzungen, die meine Assistentin geplant hatte. Im Verlauf des Tages bemerkte ich, daß fast alle meine Klienten Juden waren. Eine gute Freundin, Betty Scalar, ebenfalls Jüdin, sprach mit mir über ihre Mutter, ihre Familie und über Spirituelles. Nachdem wir uns eine Weile unterhalten hatten, beschloß ich, ihr von der Botschaft zu erzählen, die ich an diesem Morgen empfangen hatte.

«Betty», sagte ich, «ich möchte dir von einem intuitiven Gefühl erzählen und wüßte gern deine Meinung dazu.»

«Worum handelt es sich?» fragte sie.

«Ich empfange die Botschaft, daß ich die ehemaligen Konzentrationslager in Polen besuchen sollte, um die gefolterten Seelen zu befreien, damit das jüdische Volk auf der ganzen

Welt ein friedlicheres Leben führen kann. Was hältst du davon?»

«Gene», sagte Betty, «du hast auch früher auf deine innere Stimme gehört, und du hast immer recht behalten. Ich glaube, du solltest ihr auch jetzt folgen.»

«Betty, ich kann das Center jetzt schon kaum halten. Wenn ich für ein paar Wochen wegfahre, kann ich die Miete nicht mehr aufbringen, geschweige denn die Reisekosten.»

Sie sah mich an und lächelte. Nach der Sitzung verabschiedeten wir uns, und sie ging.

Am nächsten Tag kam Betty zur Mittagszeit vorbei. «Gene, ich möchte dich bei deiner Reise zu den Konzentrationslagern unterstützen», sagte sie, nahm einen Umschlag aus ihrer Handtasche und reichte ihn mir.

«Das ist sehr großzügig von dir, aber ich habe mich noch nicht für die Reise entschieden, deshalb kann ich das nicht annehmen.»

Erwartungsvoll sah sie mich an. Dann drückte sie mir den Umschlag in die Hand. «Hier, du kannst das für einen Teil der Ausgaben verwenden», sagte sie und verließ das Zimmer.

Es war wahrscheinlich ihr zu verdanken, daß sich die Nachricht von meinem geplanten Besuch in den Konzentrationslagern verbreitete, denn plötzlich spendete jeder für diesen Zweck. Im Inneren wußte ich, daß ich fahren würde, aber meine rationale Seite hatte diese Entscheidung noch nicht akzeptiert.

Eines Morgens hielt ich auf dem Weg zum Center bei einem Reisebüro in der Nähe an.

«Was kann ich für Sie tun?» fragte die Dame im Reisebüro, als ich zur Tür hereinkam.

«Was kostet ein Hin- und Rückflug nach Polen?»

«Oh, ich kann Ihnen ein gutes Angebot machen», meinte sie. «Die Herbsttarife sind noch gültig.» Sie stellte mir ein Angebot zusammen und reichte mir das Papier. Ich bedankte mich und fuhr zum Center.

Nachdem ich ein halbes Dutzend Angebote eingeholt hatte,

fand ich schließlich einen günstigen Flug, der das ganze Unterfangen möglich machte. Ich wußte nur, daß ich zuerst nach Polen und anschließend nach Deutschland fahren wollte. Die genaue Route und die einzelnen Orte, die ich besuchen mußte, kannte ich nicht. Ich beschloß, abzuwarten und mich von meiner inneren Stimme leiten zu lassen.

Der Flug nach Polen war sehr angenehm. Warschau war das Ziel unserer Reise, und es kam mir vor, als sei ich wieder in der UdSSR. Die Russen hielten Warschau immer noch besetzt, überall waren sowjetische Truppen zu sehen.

Meine Assistentin Bertha, eine Europäerin, hatte sich mit einer Dame in Verbindung gesetzt, die ihre Hilfe zugesagt hatte. Nachdem wir unser Gepäck in Empfang genommen hatten, traten wir aus dem Flughafengebäude und wurden von einer etwa vierzigjährigen Polin mit einem Blumenstrauß und sympathischem Lächeln begrüßt.

Sie ging auf uns zu und sprach meine Assistentin auf französisch an. «Sie müssen die Amerikaner sein, ich sehe es an Ihrer Kleidung.»

«Ja, wir kommen aus Amerika», antwortete Bertha in fließendem Französisch und stellte uns vor.

«Kommen Sie, bestimmt sind Sie müde. Ich möchte Sie in meine Wohnung zum Essen einladen, und dann können wir über Ihre weitere Reise sprechen.»

«Ich muß zu einigen der Konzentrationslager fahren, besonders nach Auschwitz», erklärte ich ihr.

«Das würde etwa zwei Wochen in Anspruch nehmen. Den Zug können Sie nicht nehmen, weil er nicht bis dorthin geht. Es ist nur mit dem Auto möglich.»

«Wieviel wird das kosten?»

«Sehr viel, aber Sie können mit einer amerikanischen Kreditkarte einen Wagen mieten.»

«Nun, ich habe aber keine Kreditkarte, und uns bleiben nur vier Tage für die Reise, mehr Zeit haben wir nicht.»

Sie schüttelte den Kopf. Während unseres Gesprächs hatte ich die Taxifahrer beobachtet, die den ankommenden Flugpassagieren ihre Dienste anboten. Ein Fahrer besaß einen Minibus. Das wäre die Lösung, dachte ich. Wenn wir ihn überzeugen könnten, uns zu fahren, hätten wir genug Platz für uns und das Gepäck. Der Fahrer hatte gesehen, wie ich den Minibus betrachtete, und kam zu uns herüber.

«Ich habe gemerkt, daß Sie meinen Bus angesehen haben», sagte er. «Haben Sie Interesse an einer Rundfahrt durch Warschau? Mein Englisch ist recht gut, ich könnte Ihnen die Sehenswürdigkeiten zeigen.»

«Wie gut kennen Sie die Umgebung?» erkundigte ich mich.

«Ziemlich gut. Ich komme aus dieser Gegend und fahre Sie gern.»

«Ich muß nach Treblinka. Wieviel würde das kosten?» fragte ich.

«Das müßte ich ausrechnen. Normalerweise biete ich keine so langen Fahrten an.»

«Warum machen wir es nicht so: Ich habe 500 Dollar, vier Tage Zeit und muß zu den Konzentrationslagern fahren.»

«Was wollen Sie dort? Diese Orte stammen aus einem Alptraum.»

«Ich muß einfach hinfahren», antwortete ich.

«Ich glaube nicht, daß ich Ihnen helfen kann. Die Bezahlung reicht nicht. Es würde dreimal so viel kosten, dorthin zu fahren, und es würde länger dauern.»

Ich stand einfach da und sagte nichts.

Schließlich verdrehte er die Augen zum Himmel und wandte sich zu mir: «Schon gut, ich fahre Sie.»

Ich schüttelte ihm die Hand, und wir fingen an, unser Gepäck in den Bus zu laden. Wir vereinbarten mit der Polin, daß wir sie bei unserer Rückkehr nach Warschau anrufen würden, und fuhren los.

Thomas, den Taxifahrer, wies ich nochmals darauf hin, daß wir die Reise unbedingt in vier, besser noch in drei Tagen schaffen mußten. Kopfschüttelnd sagte er: «Gut, ich werde es versuchen.»

«Danke», sagte ich, und wir rasten los.

«Wo wollen Sie übernachten?» fragte er, als wir Warschau verließen.

«Zum Schlafen bleibt keine Zeit», antwortete ich. «Wir werden zwischendurch im Bus ein Nickerchen machen. Jede Minute ist kostbar, und es bleibt uns nichts anderes übrig, als Tag und Nacht zu fahren. Ich möchte zuerst nach Treblinka», fügte ich hinzu, «und anschließend fahren wir nach Majdanek.»

Thomas warf mir einen geheimnisvollen Blick zu, enthielt sich jedoch einer Bemerkung.

Einen ganzen Tag lang fuhren wir ohne Unterbrechung, und nach Einbruch der Dunkelheit erreichten wir Treblinka. Es war stockfinster, der Ort wirkte gespenstisch und verlassen. Das Areal war von einem Stacheldrahtzaun umgeben, und ein Wachturm zeichnete sich gegen den Nachthimmel ab. Ich blickte mich um und entdeckte ein Denkmal. Ich lief einmal darum herum und konnte die unaussprechliche Angst fühlen, welche die Menschen hier vor ihrem Tod verspürt hatten. Ich kehrte zu der Stelle zurück, an der wir den Rundgang begonnen hatten. Thomas lehnte an der Motorhaube und sah uns zu. Plötzlich bemerkte ich eine Schlange, die sich aus dem steinernen Denkmal wand. Sie kam nicht darunter hervor, sondern tatsächlich *heraus*. Ich blickte zu Boden und sah, wie sie schnell an uns vorüberglitt und im nahegelegenen Waldstück verschwand. Während wir ihr nachsahen, wußte ich intuitiv, daß die Schlange die physische Manifestation der befreiten Seelen war.

Wir stiegen wieder in den Bus und fuhren die ganze Nacht hindurch zum nächsten Konzentrationslager. Am frühen Morgen kamen wir an. Reihe an Reihe standen hier die Überreste der ehemaligen Baracken. Vor meinem geistigen Auge erschienen Abertausende von Körpern, die hier begraben worden waren.

Wir waren nun bereits 48 Stunden unterwegs und fühlten uns müde und verschmutzt, so daß wir in ein Motel fuhren, um uns frisch zu machen und ein wenig zu schlafen.

Ich träumte, daß ich mich im Konzentrationslager Birkenau

befand, das wir als nächstes besuchen würden. In diesem Lager wurden die Menschen in die Duschen getrieben, aus denen Zyanidgas ausströmte. In meinem Traum gehörte ich zu einer Gruppe, die in einen mit einer Plane bedeckten Lastwagen gepfercht wurde. Ich hörte leise Schreie und Stöhnen, als die Tür zugeschlagen wurde. Als wir uns in Bewegung setzten, wurden die Abgase in den Laderaum geleitet, so daß sich der Gestank bald überall ausbreitete. Es war so eng, daß es unmöglich war zu fallen, und doch konnte ich sehen, wie einige Köpfe erschöpft zur Seite sanken. Ein Mensch drehte sich um und blickte mich an. Er hatte das Gesicht meines Enkels. Entsetzt erwachte ich und richtete mich auf. Ich war zu beunruhigt, um weiterzuschlafen. Am Anfang der Reise hatte ich die dunkle Vorahnung gehabt, daß etwas Schlimmes mit meinem Enkel geschehen würde, wenn ich die Reise fortführe. Ich war sehr besorgt, aber ich wußte, daß ich diese Reise zu Ende bringen mußte.

Bei Tagesanbruch bat ich Thomas, uns nach Auschwitz zu bringen.

«Ich kenne den Weg nicht genau, aber es sind noch etwa zwei oder drei Kilometer», meinte er.

«Folgen Sie einfach den Vögeln», sagte ich und zeigte auf den Schwarm über uns. «Sie werden uns hinführen.»

«Warum gerade die Vögel?» fragte er.

«Weil die Vögel ein Symbol für die Befreiung von Seelen sind und uns den Weg weisen werden.»

«Na gut», sagte er.

Mir war klar, daß er mich für verrückt hielt, trotzdem folgte er dem Vogelschwarm. Nachdem wir durch ein Labyrinth von Straßen gefahren waren, standen wir vor dem Eingang. Über dem Tor stand «Arbeit macht frei».

Die Gebäude und Stacheldrahtzäune von Auschwitz sind als Gedenkstätte erhalten geblieben, und Jahr für Jahr besuchen viele Touristen das ehemalige Konzentrationslager.

Wir hielten an und stiegen aus. Thomas zeigte auf ein Schild und sagte: «Wir müssen da entlang gehen.» Eine Gruppe Touristen ging bereits auf diesem Weg.

«Nein», sagte ich, «wir müssen in die entgegengesetzte Richtung.»

«Aber der Weg führt in einen dichten Wald.»

«Trotzdem sagt mir meine Intuition, daß dies der richtige Weg ist.»

Thomas zuckte mit den Schultern, und wir entfernten uns von den anderen Besuchern. Nachdem wir eine kurze Strecke gegangen waren, bogen wir um eine Ecke und entdeckten ein Loch im Zaun. Wir krochen hindurch und waren am Ziel; wir standen vor drei identischen Gebäuden.

In diesen Gebäuden befanden sich die Verbrennungsöfen. Wir waren allein, und so hatte ich die für meine Arbeit notwendige Ruhe. Wir betraten eines der Gebäude, in dem die Öfen standen, und die Energie, die uns dort erwartete, war so schwer und kummergeladen, daß sie einen niederstrecken konnte. Ich legte meine Hand auf einen Ofen und einen Wagen, auf dem die Körper transportiert worden waren. Während ich meine Hand auflegte, begriff ich, daß in diesen Öfen viele Menschen bei lebendigem Leib verbrannt worden waren. Meine Begleiter ertrugen die Atmosphäre bald nicht mehr und verließen das Gebäude.

Ich blieb so lange, bis ich die tiefe Trauer und die Schwere der Energie nicht mehr fühlen konnte. Dann ging ich nach draußen. Als ich bei meinen Reisegefährten ankam, sah Bertha mich lächelnd an.

«Riechst du etwas?» fragte sie.

Ich atmete tief ein und merkte, daß die Luft nach den Räucherstäbchen duftete, die ich nach Heilsitzungen in meinem Center anzünde. Das war das Zeichen, daß meine Mission erfüllt war.

«Thomas», sagte ich, «das war der letzte Ort, den ich aufsuchen mußte. Sie können uns jetzt so schnell es geht nach Warschau zurückbringen.»

Wir stiegen alle in den Minibus, und Thomas gab Gas. Er raste mit überhöhter Geschwindigkeit die Schnellstraße entlang und überholte alle anderen Fahrzeuge. Nach einer Weile mußten wir uns hinter einem großen Lastwagen einordnen, der nur mäßig schnell vorankam. Thomas versuchte mehrmals zu überholen, aber sobald er ausscherte, kamen uns Fahrzeuge entgegen. Verzweifelt begann er ein Überholmanöver, und ausgerechnet da kam uns, fünf Fahrzeuglängen entfernt, ein Schulbus entgegen. Die Autos hinter uns hatten zum Lastwagen aufgeschlossen, so daß Thomas nicht wieder auf die rechte Spur einscheren konnte. Ich saß auf dem Beifahrersitz und dachte: Das kann nicht gutgehen. Aber just zu dem Zeitpunkt, da wir frontal mit dem Schulbus zusammengestoßen wären, schlitterte dieser seitwärts nach außen, und wir hatten plötzlich genug Platz, um zwischen dem Lastwagen und dem Bus hindurchzufahren. Es war, als ob der Bus kurz angehoben und zur Seite gesetzt worden wäre.

Als wir an dem Bus vorbeizogen, konnte ich den ungläubigen Gesichtsausdruck des Fahrers sehen. Ich war genauso überrascht wie alle anderen, denn Fahrzeuge können sich bekanntlich nicht einfach seitwärts bewegen. Für mich ist das einer der unmittelbarsten Eingriffe der Hand Gottes, die ich je gesehen oder erfahren habe.

Wir erreichten Warschau im Morgengrauen und boten einen traurigen Anblick. Ich rief unsere polnische Bekannte an, um ihr mitzuteilen, daß wir zurück seien und im Hotel noch etwas schlafen und uns frisch machen würden.

«Ich habe meine Aufgabe hier erfüllt und wollte Ihnen Bescheid geben, daß wir morgen früh abreisen», erklärte ich ihr.

«O nein», rief die Dame enttäuscht. «Ich habe allen erzählt, daß Sie hier sind, und viele Leute würden gern an einer Heilung teilnehmen.»

Ich legte auf und berichtete meiner Reisegefährtin, was sie gesagt hatte. Bertha zuckte mit den Schultern und sagte: «In Ordnung.»

«Ich bin froh, daß du so denkst», meinte ich, «denn ich habe für die nächsten beiden Tage Heilungen zugesagt.»

Thomas, der Fahrer, stand noch bei uns. «Ich möchte Sie zum Mittagessen zu mir nach Hause einladen», sagte er. «Nach dem, was ich in den letzten drei Tagen gesehen habe, würde ich keinen Pfennig Geld von Ihnen nehmen, wenn ich es mir leisten könnte, aber ich brauche es für meinen Bus und um meine Familie zu ernähren.»

«Das verstehe ich», sagte ich und reichte ihm die 500 Dollar, mein Reisebudget.

Am Abend trafen wir uns in der Wohnung der Polin Clara. Nach einem ausgezeichneten Abendessen brachte sie uns zum Vortragssaal, den sie reserviert hatte. Er hatte die Ausmaße eines großen Wohnzimmers, und als wir eintraten, standen die Leute dichtgedrängt von Wand zu Wand. Ich blickte mich um und schätzte, daß Clara etwa hundert Leute zusammengerufen hatte. Sie wußten nicht, wie sie sich verhalten sollten, und begannen zu singen, als wir den Raum betraten. Erst als ich um Ruhe bat, hörten sie auf. Ich stellte mich kurz vor und hielt eine «Offene-Augen-Meditation» ab. Dann stellte ich zehn Personen als «Fänger» auf, die hinter den Leuten stehen sollten, die ich behandelte. Dadurch konnte ich eine Heilung für jede Person im Raum durchführen. Es nahm mehr Zeit in Anspruch als gewöhnlich. Da der Raum so klein war, konnte ich lediglich mit zehn Menschen auf einmal arbeiten. Aber ihre Reaktionen bewiesen, daß diese Zeit gut angelegt war. Obwohl die Menschen nicht auf das vorbereitet waren, was geschehen würde, hatten sie doch offensichtlich auf diese Erfahrung gewartet. Sie ließen sich darauf ein, würdigten meine Arbeit und baten mich, bald wiederzukommen.

Wo Engel wohnen

Die Geschichte der Engel ist so alt wie die menschliche Zivilisation selbst. Manche behaupten, Engel seien lediglich Phantasieprodukte, andere wiederum halten sie für real. Und dann gibt es noch jene, die der Ansicht sind, es handle sich um Außerirdische aus einer anderen Galaxis. Obwohl weitgehend bekannt ist, daß es gute und böse Engel gibt, hat sich vor allem die Vorstellung des Schutzengels durchgesetzt, der einen Menschen durch das Leben begleitet und ihm bei allen Schwierigkeiten zur Seite steht. Der Schutzengel liebt seinen Menschen ohne Vorbehalt, ganz gleich, wie er oder sie handelt. Viele Maler haben ihre Vision von Engeln dargestellt, und dabei sind höchst unterschiedliche Bilder entstanden. Im allgemeinen wird angenommen, daß Engel Gutes bewirken, um der Menschheit zu helfen, und daß sie manchmal in Gestalt von Menschen agieren. Da sie das Innerste in den Menschen berühren, nehmen manche die Eigenschaften an, die Engeln gemeinhin zugeschrieben werden. Christel, Angelika, Agi und Gerda gehören zu diesen beispielhaften Menschen, die ich während einer Reise nach Nürnberg kennenlernen durfte.

Im Rahmen meiner Europareise waren Heilungen in der Schweiz, in Rußland und England geplant. Nach meinem Aufenthalt in der Schweiz fuhr ich nach St. Petersburg. Am ersten Morgen erhielt ich ein Fax aus England, in dem man mir mitteilte, daß mein Besuch abgesagt worden sei. Ohne weitere Erklärung, lediglich mit dem Hinweis: «Wir möchten Ihnen mitteilen, daß wir Ihren bevorstehenden Besuch absagen müssen.»

Der Gedanke, einen neuen Ort kennenzulernen, hatte mir zugesagt, und die Änderung des Planes enttäuschte mich. Am nächsten Tag erhielt ich jedoch ein Fax aus meinem Büro in Encinitas, aus dem hervorging, daß mich die Veranstalter in Nürnberg gern für den Zeitraum aufnehmen würden, in dem ich mich in England aufgehalten hätte. Da ich bereits in Europa war, beschloß ich, das Angebot anzunehmen.

Am Frankfurter Flughafen erwarteten mich vier Frauen, die mich nach Nürnberg bringen sollten. Sie alle sprachen Englisch, so daß wir uns während der Fahrt angeregt unterhielten. Sie erzählten, daß sie Altkleider und Schuhe sammelten, um sie an Bedürftige zu verteilen, und ich merkte an, wie nett es sei, anderen zu helfen. Zu diesem Zeitpunkt erwähnten sie nicht, wo diese hilfsbedürftigen Menschen wohnten.

Sie interessierten sich für meine Arbeit, und so lud ich sie zur «Offenen-Augen-Meditation» ein, die für den Abend vorgesehen war. Sie sagten zu.

Wenn ich in einer Gruppe von Menschen zum ersten Mal eine Meditation mit offenen Augen abhalte, erzähle ich ein wenig über mich und meine Arbeit und erkläre dann, was eine «Offene-Augen-Meditation» ist. An diesem Abend hatten wir ein volles Haus, und ich ging schnell durch den Raum und gab jedem ein Beispiel für meine heilende Energie. Während ich langsam an der Menschenschlange entlangschritt, sah ich, daß Christel, Angelika, Agi und Gerda das Erlebnis genossen. Am Ende der Schlange saß eine Frau im Rollstuhl. Wie sich später herausstellte, war sie querschnittsgelähmt. Ich leitete Energie an sie weiter, und sie begann sich aus dem Rollstuhl zu erheben. Ich konnte sofort spüren, daß sie möglicherweise eine beträchtliche Bewegungsfähigkeit wiedererlangen konnte, und lud sie zur Heilsitzung am nächsten Tag ein.

Sie kam, und wieder geschah es, daß ihr Körper sich aufbäumte und aus dem Rollstuhl aufstehen konnte, während ich mit ihr arbeitete. Jedesmal, wenn ich heilende Energie an sie sandte, konnte sie sich ein wenig mehr bewegen, und ich spürte intuitiv, welche Übungen sie ausführen mußte, um ihre Beweglichkeit zu erhöhen. Ich bat ihren Mann, die verschiedenen Übungen zu filmen, die sie täglich ausführen sollte. Sie war sehr diszipliniert, konzentrierte sich darauf, die verschiedenen Bewegungen zu visualisieren, die ich ihr beschrieb, und versuchte sie mit meiner Hilfe auszuführen. Ich forderte sie auf zu bleiben, bis die Sitzung abgeschlossen war, damit sie so lange wie möglich meine heilende Energie empfangen konnte. Als ich zum Schluß zu ihr hinüberging, um mit ihr zu sprechen, sah ich, daß sie weinte.

«Ich wußte von dem Moment, als ich Sie sah, daß es mir besser gehen würde», sagte sie und lächelte mich unter Tränen an.

«Woher wußten Sie das?» fragte ich.

«Vor fünf Jahren hatte ich einen schweren Autounfall in Spanien», erklärte sie. «Lange lag ich im Koma, und während der ganzen Zeit sah ich einen Mann, der aussah wie Sie, an meinem Bett stehen und mich anlächeln. Als ich Sie sah, erkannte ich Sie wieder und wußte, daß mir meine Teilnahme an dieser Heilung vorherbestimmt war.»

Und ich wäre fast nach England gefahren, dachte ich. In diesem Augenblick erkannte ich, wie wahr eines meiner Lieblingssprichwörter ist, nämlich, daß wir immer zur richtigen Zeit am richtigen Ort sind.

Wir hielten viele erfolgreiche Heilungen in Nürnberg ab, und am letzten Tag kamen die vier Veranstalterinnen, um sich zu verabschieden.

«Wir wollten Ihnen eine gute Reise wünschen, da wir morgen schon weg sein werden, wenn Sie abreisen. In ein paar Minuten fahren wir los. Wir wechseln uns beim Fahren ab, damit wir morgen bei Tagesanbruch unser Ziel erreichen.»

«Wohin fahren Sie denn?»

«Nach Bosnien.»

«Bosnien? Warum fahren Sie dorthin? Da werden Bomben geworfen, und es wird scharf geschossen!»

«Ja, alle zwei Wochen fahren wir abwechselnd nach Bosnien und nach Griechenland, um Menschen zu helfen, die nichts mehr besitzen.»

«Sie meinen, Sie können die Grenze nach Bosnien ohne Schwierigkeiten passieren?»

«Ja, an manchen Stellen kann man ohne Probleme einreisen.»

«Aber Bosnien ist Kriegsgebiet», protestierte ich.

«Das stimmt, und gerade die Menschen dort brauchen Hilfe, deshalb bringen wir ihnen Kleidung, Schuhe und alles, was wir auftreiben können und was ihnen nützt.»

«Wie sind Sie darauf gekommen?»

«Anfangs waren es Weihnachtsgeschenke für arme Kinder in Menithi, einem Slum in Athen», sagte Christel.

«Und wie sind die Weihnachtsgeschenke für griechische Kinder in Bosnien gelandet?» fragte ich.

Christel fuhr fort: «Freunde haben uns erzählt, daß eine Frau, die sich um Kinder in Menithi kümmert, dringend Schuhe brauchte. Das war 1993, und Angelika und ich beschlossen, aktiv zu helfen. Wir klapperten alle Bekannten ab und baten um gebrauchte Schuhe für die Kinder in Menithi. Einige Leute, wie Gerda und Agi, haben uns nicht nur Schuhe geschenkt, sondern sich bereit erklärt, bei der Verteilung zu helfen. Wir haben dann alles in meinen Kleinbus gepackt und sind nach Griechenland gefahren. Es war ursprünglich als einmalige Aktion geplant, aber als wir dort ankamen, sahen wir, daß es außer den Kindern auch andere Menschen gab, die mehr brauchten als nur Schuhe.

Dort trafen wir auch Lipan, einen einundzwanzigjährigen Kurden, der keine Füße mehr hatte. Obwohl ihm Prothesen angepaßt worden waren, konnte er nur unter großen Schmerzen gehen, da sie nicht richtig paßten. Als wir das sahen, wußten wir, daß noch eine Menge Arbeit vor uns lag. In Nürnberg haben wir dann Geld gesammelt, um Lipan richtige Prothesen zu kaufen, und dadurch entstand der Kontakt mit den Kurden, unter denen es noch viele Menschen mit dem gleichen Problem gibt.»

«Ihre Arbeit ist wirklich großartig», sagte ich. «Wenn mehr Menschen sich der Hilfsbedürftigen annähmen, wäre das Leben auf diesem Planeten wahrscheinlich einfacher.»

«Ich weiß, unsere einmalige Aktion für die Waisenkinder in Griechenland war ein Tropfen auf den heißen Stein. Es war einfach nicht genug.»

«Ich bin wirklich beeindruckt. Nicht nur, weil Sie diesen Menschen helfen, sondern auch, weil Sie Ihr Leben dabei riskieren», erklärte ich voller Bewunderung, nachdem ich ihre Geschichte gehört hatte.

«Ja, aber wenn man dort hinfährt und das Ausmaß der Not mit eigenen Augen sieht, vergißt man die Gefahr und versucht alles zu tun, um zu helfen», meinte Christel.

«Wir haben auch ein Projekt in Gang gesetzt, um medizinische Hilfe in die betroffenen Gebiete zu bringen. Es gibt so viele Kriegsopfer, die Arme und Beine verloren haben», sagte Agi. «Diese Menschen brauchen Prothesen. Sie besitzen nichts und brauchen wirklich Hilfe.»

«Wir hatten Glück, daß wir ein paar Ärzte gefunden haben, die ihre freie Zeit opfern, um diesen Menschen unentgeltlich zu helfen», meldete Gerda sich zu Wort. «Und wir sammeln Spenden, um Prothesen zu kaufen.»

Ich war sehr froh, diese vier Frauen kennengelernt zu haben. Ihr Enthusiasmus wirkte erfrischend, gerade in einer Zeit, in der so viele Menschen dem Elend gegenüber abgestumpft sind. Mit Freude lauschte ich ihren Erzählungen.

«Wir konnten dazu beitragen, daß es ein paar Menschen besser geht», sagte Angelika.

«Ich kann nur wiederholen: Sie haben viel geleistet», erwiderte ich.

«Wissen Sie, wir sind nur gewöhnliche Menschen, die kleine Schritte machen, einen nach dem anderen, aber wenn genügend Menschen so handelten, könnte sich das Gesicht unserer Welt verändern.»

«Wie wahr», bestätigte ich. «Ich würde auch gern helfen. Was kann ich tun?»

«Wir sind dankbar für jede Hilfe, die Sie uns geben können.»

Ich dachte über diese tapferen Frauen nach und bewunderte ihren Mut, mit dem sie sich in diesem vom Krieg zerrütteten

Land durch verminte Gebiete durchschlugen, um Hilfe zu bringen. Sie trugen genug Mitgefühl im Herzen, um sich der Not anderer anzunehmen, unter Mißachtung der Gefahr für das eigene Leben. In einem Land, das andere aus Furcht nicht betreten wollten und in dem die Menschen die Hoffnung aufgegeben hatten, daß der Krieg jemals zu Ende gehen würde, streckten sie den Hilfsbedürftigen mit Liebe und Mitgefühl die Hand entgegen.

Christel, Agi, Gerda, Angelika und die anderen Freiwilligen werden für ihre Arbeit nicht bezahlt. Sie alle gehen einem Beruf nach und investieren ihr eigenes Geld und ihre Freizeit in diese Hilfsprojekte. Und immer halten sie Ausschau nach Menschen in Not, auf der Suche nach neuen Wegen, um denen zu helfen, die ein weniger glückliches Schicksal haben als sie selbst.

Nach meinem Aufenthalt in Nürnberg hatte mein Glaube an die Menschheit einen enormen Auftrieb erfahren. Obwohl diese Freiwilligen keine Heiler im wörtlichen Sinn sind, leisten sie heilende Arbeit, denn sie heilen ebenso die seelischen Narben anderer, wie sie materielle Güter zum Überleben sammeln. Und am wichtigsten ist, daß sie den notleidenden Menschen Hoffnung vermitteln und ihnen zeigen, daß es immer noch Mitmenschen gibt, die sich um sie kümmern.

Sich der Menschheit mit einem Herz aus Liebe und einer Seele voller Mitgefühl anzunehmen, seinem Nächsten hilfreich die Hand entgegenzustrecken ist sicherlich eine Lebensweise, die belohnt wird. Solche Menschen wandern auf dem richtigen Pfad durch das Leben. Mit ihrer bedingungslosen Nächstenliebe tun sie tatsächlich auch etwas für sich selbst, denn im Dienst an unseren Mitmenschen finden wir unser wahres Ich.

Als ich die Geschichte der vier Frauen zum ersten Mal hörte, meinte ich, daß die Engel wohl in Nürnberg wohnen, aber nach einigen Überlegungen bin ich zum Schluß gekommen, daß die Engel in den Herzen aller tapferen Menschen wohnen.

Epilog

Ihr guten und edlen Menschen, öffnet eure Herzen und euren Verstand, denn dies ist der wirkliche Weg, der euch zu einem erhöhten Verständnis dessen führt, wer ihr seid und wer euer Gott ist. Wie der Mensch in seinem Herzen denkt, so wird er, denn der Mensch ist buchstäblich das, was er denkt.

Der Körper ist lediglich ein Sklave des Verstands, denn zuerst entsteht der Gedanke, bevor der Körper ihn ausführen kann. Ich sage immer: *Laßt eure Hände mit festem Griff das Ruder der Gedanken übernehmen, denn ihr allein tragt den Schlüssel zu eurer Gesundheit in euch.* Schenkt eurer inneren Stimme stets Gehör, und laßt euer Herz all das in sich aufnehmen, was es annehmen kann. Seid euch bewußt, daß ihr auf dem Weg seid, die richtige Entscheidung zu treffen, wenn Herz, Intuition und Intellekt, alle drei in Einklang stehen.

Ihr lebt in eurem Bewußtsein, denn es gibt keinen anderen Ort, an dem ihr leben könnt. Bestätigt ihr, daß ihr eins seid mit dem Guten, der Stärke, Gesundheit, Liebe, dem Glück und dem Licht, erfüllt ihr ein spirituelles Gesetz. Oft werde ich gefragt: «Was sind denn die spirituellen Gesetze?» Euer *Wort* ist euer Gesetz. Euer *Wort* ist Schöpfungskraft und Gestaltung zugleich. Es ist sinnvoll, sich im Entwerfen idealer Bilder zu üben, denn man muß nach außen ausdrücken, was man im Inneren visualisiert. Eines meiner liebsten Sprichwörter besagt: *Wenn deine Aufmerksamkeit nachläßt, fließt deine Energie.* Diese Energie setzt die Bilder in eurer Vorstellungskraft in die Wirklichkeit um.

Wie kann man sich einer bestimmten Wahrheit nähern? Ein Weg ist der, jeden Tag fünf Minuten lang über diese Wahrheit zu meditieren. Nehmt euch diese Zeit und bestätigt diese Wahrheit hundertmal, laßt euch nicht durch andere Gedanken ablenken. Diese eine Wahrheit wird bald Wirklichkeit. Jede Zelle eures Körpers wird sie in sich tragen. Und nicht länger wird diese Wahrheit nur Glauben sein, sie wird sich als Wissen manifestieren. Im Menschen sind alle Voraussetzungen für die perfekte Entfaltung seines irdischen Lebensmusters angelegt.

Ihr könnt beten und von Dingen träumen, die ihr erreichen wollt. Eure Welt besteht aus all diesen Träumen, aber wenn ihr eure Vorstellungen nicht in die Tat umsetzt, werden eure Gebete nicht erhört. Nur durch aktives Handeln könnt ihr eure Träume erfüllen. Ohne die Tat tretet ihr auf der Stelle.

Deshalb, ihr guten und edlen Menschen, laßt euer Bewußtsein weiter werden, öffnet eure Herzen, setzt euren Weg fort und reicht all denen die Hände, die euch darauf begegnen. Seid die liebenden und mitfühlenden Menschen, die ihr wirklich seid, denn jeder einzelne von euch hat einen besonderen Platz auf dieser Erde.

Sei dir bewußt, daß du die Liebe bist und geliebt wirst.
Wer immer du bist, ich schenke dir meine Liebe.
Wo immer du bist, ich gebe dir meinen Segen.
Was immer du brauchst, ich werde für dich beten.
Ich gebe dir meine Liebe und meinen Frieden.
Deshalb nimm sie an und lebe sie.